健康長寿社会を実現する

「2025年問題」と新しい公衆衛生戦略の展望

辻 一郎
Tsuji Ichiro

大修館書店

はじめに

公衆衛生学は、実践の学問である。その理論は実践を通じて形成され、その正しさは実践のなかで検証される。

私は、リハビリテーション医学から公衆衛生学へ移る過程で、前者の「障害」概念と後者の「予防」概念とを融合させて、疾病や老化による障害発生の予防を研究テーマと決めた。そのなかで「健康寿命」という考えに出会い、実際に地域で健康寿命を測定し、健康寿命を延ばすための方策として健康づくりや介護予防などを推進してきた。そのような研究や政策提言を通じて、私なりの「公衆衛生学」理論が形成されたものと思っていた。

しかし、２０１１年3月11日の東日本大震災は、私にとって大きなチャレンジとなった。被災地活動をすればするほど、自分の公衆衛生の限界を私は感じざるを得なかったのである。一方、被災地の現状は、「２０２５年問題」を先取りしていることにも気づいた。「２０２５年問題」とは、後期高齢者が増えて社会保障体制が逼迫するといった程度の単純なものではない。社会的生活を営む機能の低下、健康格差の拡大、高齢者の孤独と生活不活発など、さまざまな問題が顕在化し、それにより地域社会の存続そのものが脅かされる。そのような深刻な事態が、２０２５年には起こるかもしれない。しかしながら、その問題を乗り越える答えを、当時の私は見つけることができなかった。

そこで、あらためて公衆衛生学を学び直すことにしたのである。とくに、東日本大震災の被災地からの目線で考えることを心がけた。幸いなことに、日本医学会特別シンポジウム「健康社会をめざす医学・医療の新たな展開」（２０１４年7月10日に大阪で開催）において「新しい公衆衛生のあり方」というタイトルで講演するようご依頼をいただいたので、それに向けて思索を集中させる機会を得ることができた。また、厚生労働省「健康日本21（第二次）」などの策定に関わるなかで、理論と実践とのクロストークを試みてきた。

本書は、東日本大震災から4年余にわたって、被災地での経験、国・自治体の健康政策の立案に関わった経験などを通じて、自分なりの「公衆衛生学」理論をまとめたものである。「２０２5年問題」を乗り越える公衆衛生のあり方という途方もないテーマに挑んだわけであるが、本書はほんの一部の問題にしか答えていない。認識の間違いもあろうし、さまざまなご批判を受けることも覚悟している。本書が、「２０２5年問題」を乗り越えて健康長寿社会を実現するための公衆衛生戦略について幅広い議論を始める契機となれば幸いである。

CONTENTS

第2章

第3章

健康投資のエビデンスと戦略　89

第4章 東日本大震災の被災地から「2025年問題」を考える……153

第1章

「2025年問題」の本質

急増する後期高齢者

「２０２５年問題」ということが言われるようになって久しい。要するに、戦後ベビーブーマーであった「団塊の世代」が、２０２５年には75歳以上の後期高齢者となり、社会保障に大きな負担が生じるという問題である。確かに、日本の人口は２０２５年頃にさまざまな変化を示す。この問題はすでに多くの場で論じられているので、本書では要点のみを整理しておきたい。

２０２５年、日本の人口は1億2千万人を割り込む寸前まできている。そのうち３６５８万人が65歳以上の高齢者で、総人口に占める割合（高齢化率）が初めて3割の大台に乗る。[1] 一方、20歳から64歳の現役世代は減り続けるため、２０２５年には、現役世代１・８人で高齢者１人を支えなければならない。２０００年では、現役世代３・６人で高齢者１人を支えていたので、この数値は、わずか25年で半減することになる。言い換えれば、現役世代の負担は、21世紀最初の25年間で倍増するのである。

高齢者（とくに後期高齢者）の増加に伴って、医療費や介護費用、さらに年金といった社会保障ニーズは、現状を上回る勢いで急増する。一方、日本の人口（とくに現役世代）が減少すれば、労働市場も消費市場も縮小するため、社会保障に供給できる財源は先細りになる。社会保障のニーズは増えるのに供給が先細るという矛盾を、日本社会は抱えている。

社会保障に係る費用は、２０１１年度の１０８・１兆円から、２０２５年度には１５１・０兆円へと、１・40倍に増えると政府は推計している。[2] この伸びは、国内総生産（ＧＤＰ）の伸び（１・26倍）を上回るため、社会保障体制のサステイナビリティ（持続可能性）が問われている。

人口減少高齢化社会において社会保障体制を持続させるには、2つの戦略しかない。1つは、人口の量より「質」で勝負することである。つまり、国民一人ひとりの健康レベルや生産性を高めることにより、社会保障への供給源（国民所得）を増やし、かつ社会保障のニーズ（医療費・介護費用）を減らすことである。もう1つは、社会保障の給付を切り下げることである。供給が先細りする以上、社会保障体制を破綻させないためには支出を減らすしかない。

この2つの究極の選択肢のどちらかを選べと言われたら、私は前者を取りたい。では、日本人の質、すなわち健康レベルや生産性は向上しているのであろうか？　実は、質の向上とは言い難い状況が進行している。2025年には高齢者が増えるという単純な話でなく、以下のような深刻な問題がすでに生じていることを直視しなければならない。これこそが、「2025年問題」の本質なのである。

第1に、日本人の平均寿命の延びが（他の先進国に比べて）鈍くなってきた。
第2に、健康寿命の延びが平均寿命の延びに追いついていない（不健康期間が延びている）。
第3に、社会生活を営む機能に支障のある人が増えている。
第4に、社会経済的格差の拡大に連動して、健康格差も拡大している。

これらの問題が、日本社会の先行きに深刻な影響を及ぼし始めている。以下、これらについて解説したい。

世界最長寿からの転落

かつて、日本人は世界最長寿の国民であった。女性はいまでも首位を保持しているが、男性では過去の栄光に過ぎない。まず第1に気づいていただきたいことは、**図1-1**は、主要先進国における平均寿命の推移を示したものである。まず第1に気づいていただきたいことは、1950年の日本人の平均寿命（男性58・0年、女性61・5年）は、主要先進国のなかで最も短かったということである（それ以前も、日本で平均寿命を初めて計算できた明治中期から終戦直後まで、一貫して日本人は先進国のなかで最も寿命の短い国民であった）。「日本人は昔から長寿の国民であった」と勘違いしている方が多いので、このことは指摘しておかなければならない。

その後、日本人の平均寿命は急速に延びて、男性では1979年よりアイスランドとの間で首位争いをするようになり、女性では1986年より首位を独走している（東日本大震災のあった2011年には、平均寿命も短縮して世界第2位になったが、翌年は首位に返り咲いた）。いずれにせよ、日本人が世界最長寿になったのは、ほんの数十年のことに過ぎない。

さて、厚生労働省が毎年公表している「簡易生命表の概況」では、平均寿命の国際比較が行われている。男性の上位5か国のリストを**表1-1**（6頁）に示す。日本は、2001年まで首位であったが、それから順位が下がり、2008年以降はベスト3から脱落した。2011年はリストから外れて第7位に落ちたが、これは東日本大震災の影響によるものである。2012年にはリストに戻ったが、それでも第5位で、2013年は第4位となった。

2013年、シンガポールが初めてベスト5入りした。同国は、2011年と2012年は第

図1-1 主要先進国における平均寿命の推移

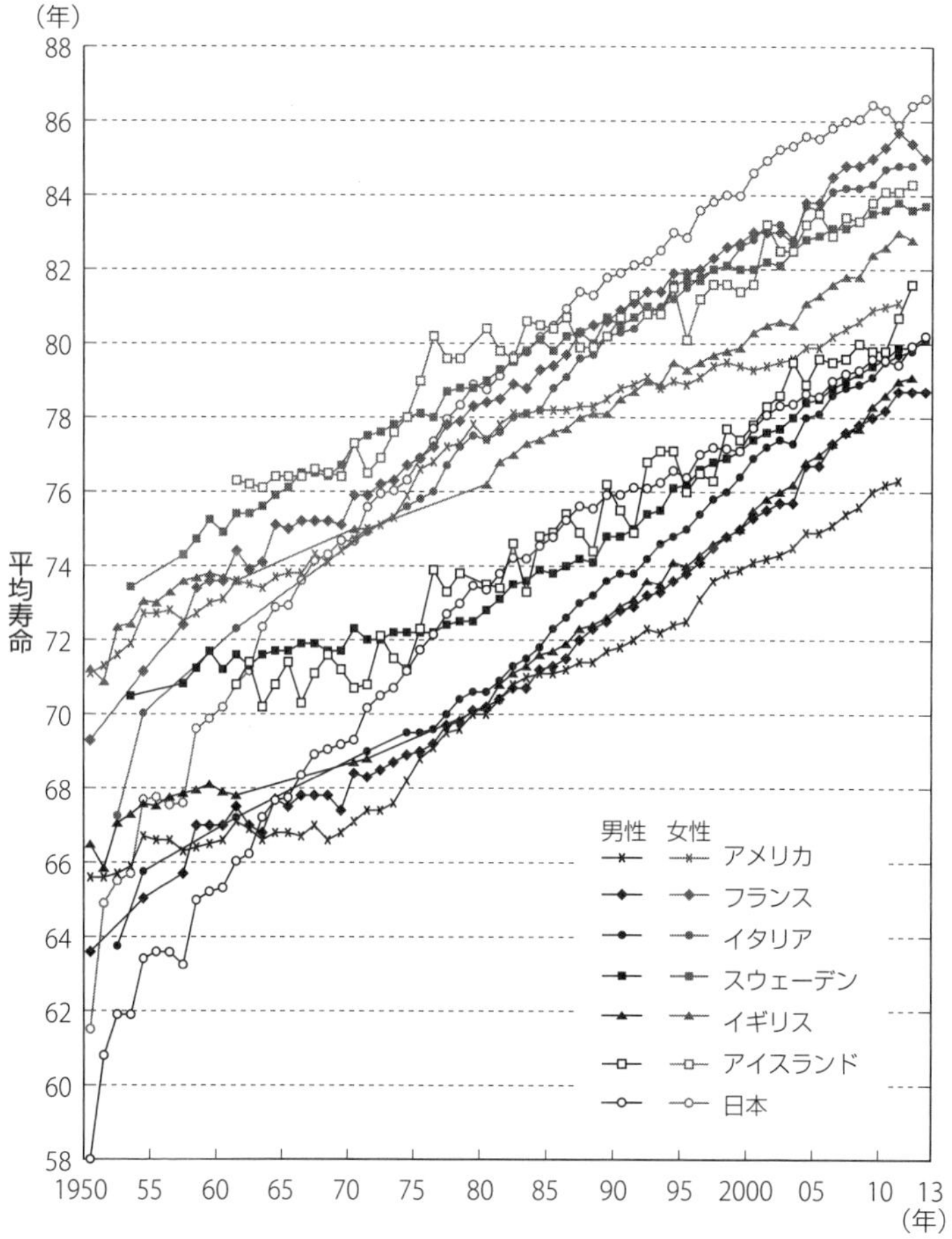

(資料) 厚生労働省「完全生命表」「簡易生命表」(日本全年, それ以外の国2013年), OECD.Stat (2014.8.8), 社会保障人口問題研究所「人口統計集2005」(1959年以前)

(社会実情データ図録より)

表1-1 平均寿命の国際比較（男性）

（年）

	第1位		第2位		第3位		第4位		第5位	
1996年	**日本**	**77.01**	アイスランド	76.85	スウェーデン	76.17	香港	75.84	イスラエル	75.33
1997年	**日本**	**77.19**	香港	76.3	アイスランド	76.2	スウェーデン	75.91	イスラエル	75.5
1998年	**日本**	**77.16**	アイスランド	76.4	スウェーデン	75.91	カナダ	75.8	スイス	75.7
1999年	**日本**	**77.1**	アイスランド	77.0	スイス	76.2	スウェーデン	76.18	イスラエル	75.9
2000年	**日本**	**77.64**	アイスランド	77.5	スウェーデン	77.38	香港	77.2	スイス	76.5
2001年	**日本**	**78.07**	香港	78.0	アイスランド	77.6	スウェーデン	77.38	オーストラリア	76.6
2002年	香港	78.4	**日本**	**78.32**	アイスランド	78.1	スウェーデン	77.73	オーストラリア	77.0
2003年	アイスランド	78.7	香港	78.6	**日本**	**78.36**	オーストラリア	77.5	スイス	77.4
2004年	アイスランド	78.8	**日本**	**78.64**	香港	78.5	スウェーデン	78.1	スイス	77.9
2005年	香港	79.00	アイスランド	78.90	スイス	78.60	**日本**	**78.53**	スウェーデン	78.29
2006年	アイスランド	79.4	**日本**	**79.0**	香港	78.8	スイス	78.7	スウェーデン	78.5
2007年	アイスランド	79.4	香港	79.3	**日本**	**79.19**	スイス	79.1	スウェーデン	78.94
2008年	アイスランド	79.6	スイス	79.4	香港	79.4	**日本**	**79.29**	スウェーデン	79.1
2009年	カタール	81.0	香港	79.8	アイスランド	79.7	スイス	79.7	**日本**	**79.59**
2010年	香港	80.0	スイス	79.8	イスラエル	79.7	**日本**	**79.64**	スウェーデン	79.53
2011年	香港	80.5	スイス	80.2	アイスランド	79.9	スウェーデン	79.81	イスラエル	79.7
2012年	アイスランド	80.8	香港	80.6	スイス	80.3	イスラエル	80.0	**日本**	**79.94**
2013年	香港	80.87	アイスランド	80.8	スイス	80.5	**日本**	**80.21**	シンガポール	80.2

（厚生労働省「簡易生命表の概況」より）

6位であったが、順位を1つ上げた。しかも、第4位の日本（80・21年）と第5位のシンガポール（80・2年）との差は、ほんの誤差程度（0・01年＝3・6日）に過ぎない。2014年は、どうなってしまうのであろうか？

ここまでの話は、マラソン・レースにたとえると分かりやすい。1980年前後にトップクラスに躍り出た日本人男性は、やがて独走態勢に入った。しかし、1990年代後半よりペースが鈍り始め、2000年以降は後続の集団（アイスランド・香港・スイス・スウェーデン・イスラエル）に呑み込まれ、むしろ先頭集団から脱落する危険すら見えてきた。さらには、第2グループ（シンガポール・オーストラリア）にも脅かされている。まさに「ジリ貧」の状態である。

平均寿命の延びが鈍くなった日本

なぜ、そうなったのか？　最近、日本人男性の平均寿命の延びが鈍くなったからである。再び表1-1に戻って、21世紀になってからの平均寿命の動向を見てみよう。

2001年から2013年までの間に、日本人男性の平均寿命は78・07年から80・21年へ、2・14年延びた。この値は、実はトップ・ランナーの間では意外なほど少ない。同期間の平均寿命の延びは、2013年の平均寿命の順に、香港2・87年、アイスランド3・2年、スイス4・0年、そしてシンガポール3・8年であった。これに比べると、日本人男性の平均寿命の延び（2・14年）は、いかにも少ない。

日本人女性の平均寿命は、1986年より首位を独走している（唯一の例外は、東日本大震災のあった2011年で、第2位となった）。ところが、その独走態勢にも陰りが見えてきた。2013年では、第1位の日本（86・61年）と第2位の香港（86・57年）との平均寿命の差は、わずか0・04年（14・6日）に過ぎないのである。過去十年余にわたって、日本と香港は、女性の平均寿命のツー・トップであった。とはいえ、両者の差は2001年の1・03年（日本84・93年、香港83・9年）から、2013年には0・04年まで縮まった。やはり、平均寿命の延びは、日本（1・68年）より香港（2・67年）の方が圧倒的に大きい。このままでは、追い抜かれることは必至と言わざるを得ない。日本人の平均寿命の延びに陰りが生じて他国に追い抜かれるのは、男性のことだけではない。数年以内に女性でも見られることであろう。

つまり、男女に共通して、日本人の平均寿命の延びは鈍くなっている。その理由は、年齢別死亡率の低下（改善）傾向に陰りが見えてきたことである。平均寿命は、年齢別死亡率を積算して計算されるものだからである。そして「死亡率」は、人々の健康レベルを測る究極の指標である。人々の健康レベルが改善すれば、年齢別死亡率は低下し、平均寿命も延びる。逆もまた真実であり、平均寿命の延びが鈍ってきた（年齢別死亡率の低下傾向が鈍ってきた）ことは、日本人の健康レベルの改善が（他国に比べて）停滞していることを意味する。

日本が世界最長寿を謳歌していた1990年代、国際会議に出席すると海外の公衆衛生研究者や行政官から、「なぜ日本人は長生きなのか？」という質問を受けることが多かった。彼らの真意を代弁すると、「喫煙率は高く、塩辛い食事をして、がん検診の受診率も低い。ジョギングをする人も少ない。食事中の脂肪分が少なくて肥満者が少ないのは認めるけれど、それも悪化し始めている。要するに、身体に良いことは全然していない。人口過密でストレスも多いようだし」ということであろう。

そこで私なりに、「国民皆保険で医療のフリーアクセスが確立している。識字率の高さも貢献しているし、犯罪が少なく、経済的にも安定している社会で暮らしているからではないか」と説明すると、彼らは納得したようなしないような表情で立ち去っていった。

しかし、その後の懇親会でアルコールも入ってくると、私のところに戻ってきて「日本人がいまのライフスタイルを続けたとすると、世界最長寿という日本のステータスは、あと何年続くと思う？　今世紀中？　それとも2010年くらいまで？」と聞いてきた。

ずいぶん失礼な質問だと思ったが、彼らの正しかったことは歴史が証明した通りである。

話を戻すと、人口減少高齢化という問題を乗り切るには、われわれは人口の量よりも質で勝負しなければならない。そのため、われわれはもっと健康にならなければならない。しかし現実には、健康に関して最も代表的な指標である死亡率と平均寿命の改善傾向は、（他の先進諸国と比べて）ジリ貧になっていることが分かった。「量より質」とは程遠い現状を直視する必要がある。

健康日本21（第二次）と健康寿命

延び悩んでいるのは平均寿命だけではない。健康寿命の延びは、平均寿命の延びにすら追いついていないのである。

「健康寿命」とは、平均寿命のうち健康で自立して暮らせる期間と定義される。何をもって「健康で自立している」と定義するかで、さまざまなレベルの健康寿命がある。

①社会生活を営むうえで制限のない期間
②自分は健康であると自覚している期間
③認知症のない期間
④日常生活動作（食事・排泄など）を営むうえで制限のない期間
⑤介護保険の認定を受けない（認定非該当＝自立）期間

健康日本21（第二次）における健康寿命は、「日常生活に制限のない期間の平均」とされている。これは、厚生労働省が3年ごとに行う「国民生活基礎調査」大規模調査をもとに、厚生労働省研究班（代表＝橋本修二・藤田保健衛生大学教授）が計算したものである〈3〉。

その結果、男性では平均寿命79・55年のうち健康寿命は70・42年で、女性では平均寿命86・30年のうち健康寿命は73・62年であった。したがって、平均寿命と健康寿命の差（不健康期間）は、男性9・13年、女性12・68年となる［図1-2］。そこで一部報道からは、「要介護や寝たきりの期間はこんなに長いのか」と嘆かれたのであるが、これには解説が必要である。

まず、2010年に行われた厚生労働省「国民生活基礎調査」の質問を紹介したい。「あなたは現在、健康上の問題で日常生活に何か影響がありますか。」という質問に対して、「1 ある」または「2 ない」のいずれかを選ぶよう求められる。そして、「2 ない」と答えた方々

図1-2 2010年における平均寿命と健康寿命

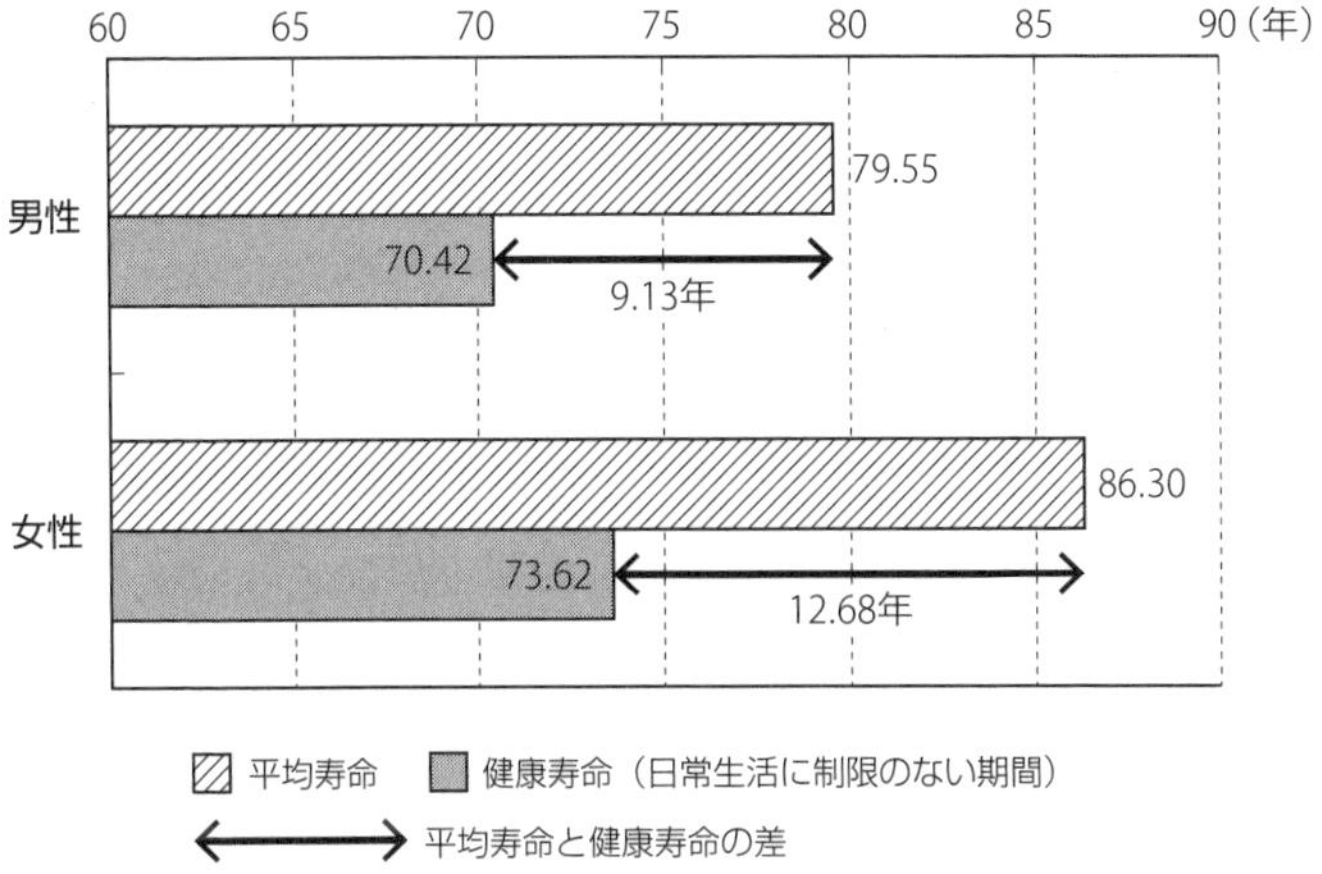

（厚生労働省「健康日本21（第2次）の推進に関する参考資料」，2012年）

の年齢別の頻度から「日常生活に制限のない期間の平均」が計算された。

先の質問に「1　ある」と答えた方には、もう1つ質問（補問）が用意されている。「それはどのようなことに影響がありますか。あてはまるすべての番号に○をつけてください。」として、以下の選択肢が用意されていた。

1　日常生活動作（起床、衣服着脱、食事、入浴など）

2　外出（時間や作業量などが制限される）

3　仕事、家事、学業（時間や作業量などが制限される）

4　運動（スポーツを含む）

5　その他

回答者は、この補問を見たうえで「日常生活に影響があるかどうか」という質問に答えている。したがって、「日常生活に影響がある」とは、狭義の日常生活動作（前記の選択肢1）だけでなく、社会生活を営む機能（仕事・家事・学業や運動・スポーツ）まで意味するものと理解したうえで、答えを選んでいるはずである。

要するに、健康日本21（第二次）での健康寿命（日常生活に影響のない期間）とは、「社会生活を営むうえで制限のない期間」（10頁の健康寿命の定義①）に相当するものである。ゆえに、平均寿命と健康寿命との差、すなわち「不健康期間」（男性9・13年、女性12・68年）は、「社会生活を営む機能に支障のある期間」であって、「要介護や寝たきり」の期間ではない。

健康寿命は平均寿命ほど延びていない

厚生労働省は、「国民生活基礎調査」大規模調査を3年ごとに実施している。そこで、健康寿命の推移を見てみよう［図1-3］。２００１年から２０１３年までの12年間で、男性の平均寿命は2・14年延びた一方、健康寿命は1・79年しか延びていない。その結果、不健康期間は0・35年延びたことになる。同様に女性も、平均寿命は1・68年延びた一方、健康寿命は1・56年しか延びていない。その結果、不健康期間は0・12年延びた。

このように、日本人の健康寿命は平均寿命ほど延びていない。その結果、不健康期間が延びている。このような高齢化は望ましいとは言えないであろう。個人のレベルで言えば、それは「生活の質（ＱＯＬ）」の低下を意味する。さらに社会保障のレベルで言えば、医療費や介護費用は

図1-3 平均寿命と健康寿命の推移

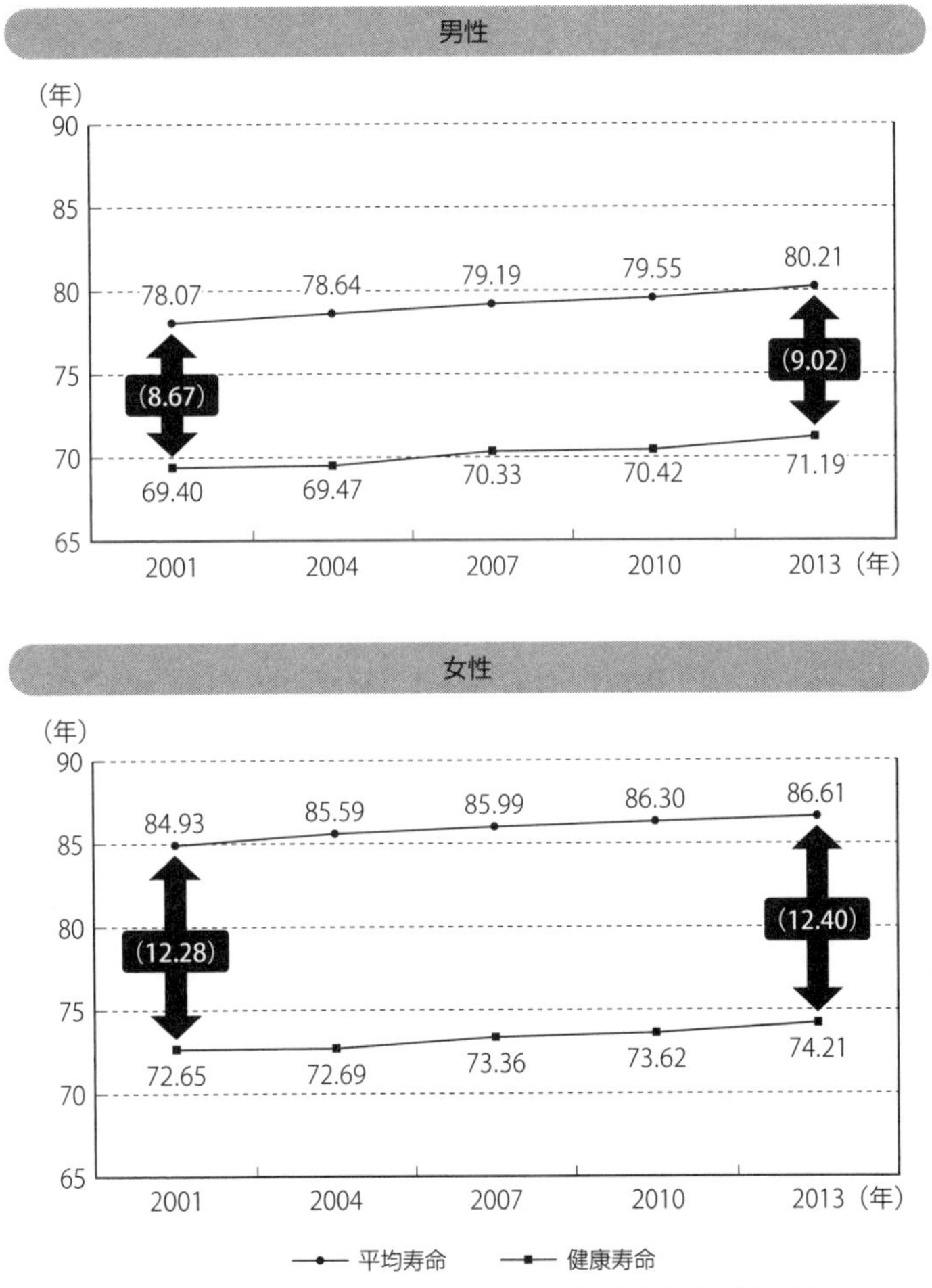

(厚生労働省「第2回健康日本21（第二次）推進専門委員会」資料，2014年)

不健康期間に集中して使われるので、不健康期間が延びると社会保障ニーズが増大してしまう。

日本社会の高齢化問題とは、単に高齢者の数が増える問題だけでない。それに加えて、75歳以上の後期高齢者が増えるために認知症や要介護の発生率が現状よりも増加すること、一人ひとりの不健康期間が延びること、これら３つの問題が重なり合って、日本の高齢化問題はさらに多様化・深刻化していく。

ただ、これまで延び続けていた不健康期間が、２０１０年から２０１３年にかけて、初めて短縮した［図1-3、前頁］。この良好な傾向が今後も続くかどうか、追跡していく必要がある。

さて、厚生労働省「国民生活基礎調査」大規模調査では、自分のことをどれくらい健康と考えているか（主観的健康度）についても調査している。これは、「あなたの現在の健康状態はいかがですか。」という質問に対して、「１　よい　２　まあよい　３　ふつう　４　あまりよくない　５　よくない」のうち、当てはまる番号１つに○を付けるものである。

そこで、「よい」「まあよい」「ふつう」のいずれかと回答した方々のことを、「自分が健康であると自覚している」と定義すれば、もう１つの健康寿命が計算できる。つまり、前述（10頁）の健康寿命の定義の「②自分は健康であると自覚している期間」としての健康寿命である。

日本大学の斎藤安彦教授らは、厚生労働省「国民生活基礎調査」大規模調査を使用して、25歳の平均余命と健康余命（自分は健康であると自覚している期間）の推移を、１９８６年から２００４年まで検討した[4]。その結果、平均余命は延び続けているのに対して、健康余命は１９９５年で分岐点を迎えたことが分かった［図1-4］。つまり、１９９５年までは平均余命の延び以上に健

図1-4 25歳に達した者における，平均余命と健康余命（自分は健康だと自覚している期間）の推移

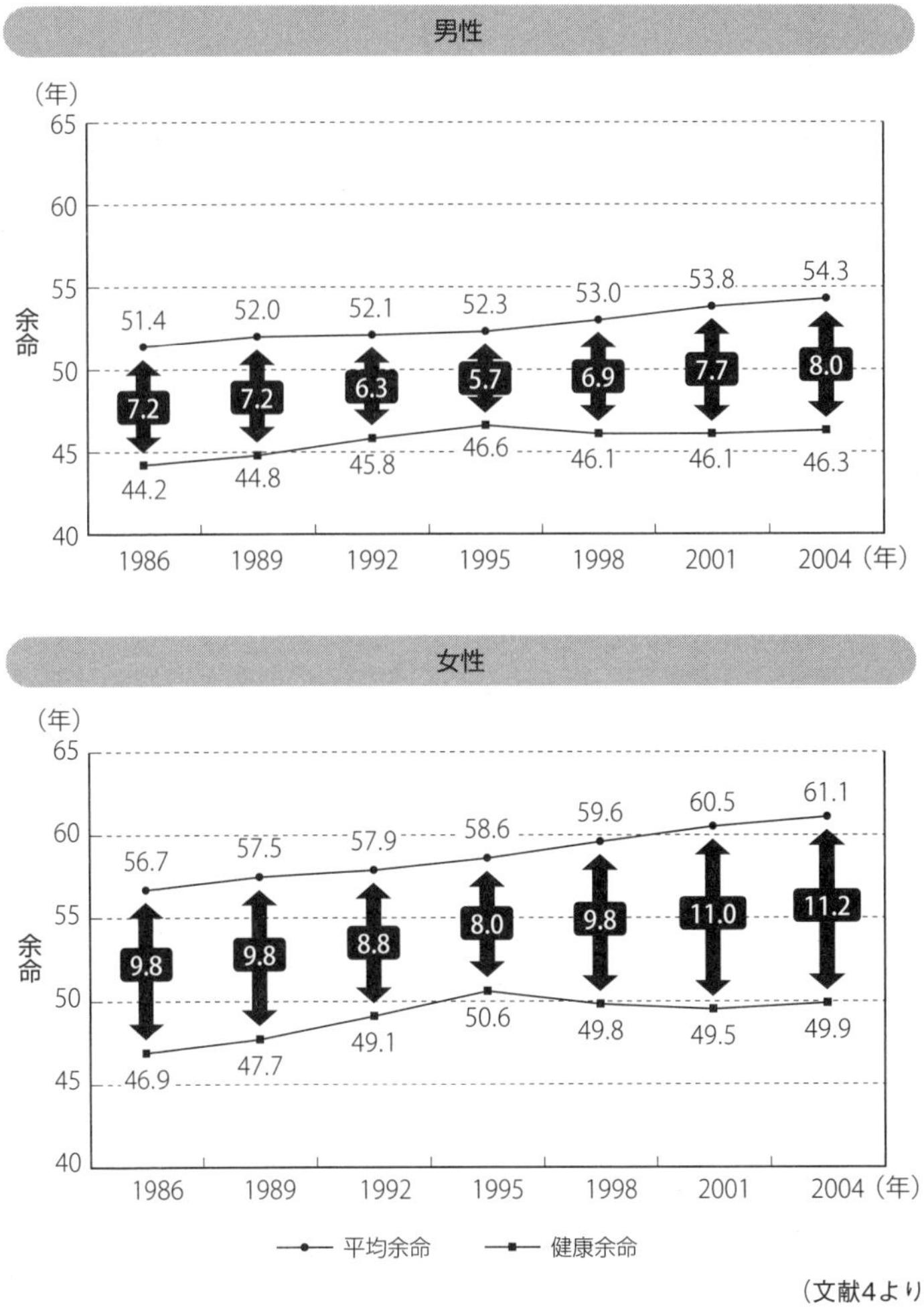

（文献4より）

康余命が延びた。その結果、両者の差（自分の健康状態が「あまりよくない」「よくない」と感じている期間）が、男性では1986年の7・2年から1995年には5・7年へ、女性では同じく9・8年から8・0年へと、短縮した。

ところが1995年以降、健康余命（自分は健康だと自覚している期間）は横這いから短縮に向かったのである。その結果、自覚的な不健康期間は延びる一方となった。このような寿命の延長は、喜ぶに値するであろうか？

では、1995年に何が起こったのか？

それは、バブルが崩壊して数年経ち、日本経済の先行きに誰もが不安を感じ始めた年であった。不良債権の問題が深刻化した結果、兵庫銀行が銀行としては戦後初の経営破綻となり、以降、金融機関の破綻が相次いだ。さらに、阪神・淡路大震災と地下鉄サリン事件が日本社会そのものに不安と衝撃を与えた。そして、「失われた10年」という長期停滞に突入する。それが1995年であった。

その年を分岐点として、それまでは延び続けていた主観的な健康余命（自分は健康であると自覚している期間）が、横這いから短縮に転じる。まさに、社会経済情勢が人々の健康に及ぼす影響は大きい。

主観的健康度は、身体面よりもメンタルの影響を強く受ける。同じ病気や障害を抱えていても、自分の健康状態を「よい」と考える人もいれば、「よくない」と考える人もいる。主観的健康度をもって「生活の質（QOL）」の指標と考える研究者も多い。また、ストレスや疲労が続けば、客観的な医学検査に変化が生じなくとも、主観的健康度には影響が現れやすい。客観的な身体の健康（病気・障害）レベルと、その自己評価（主観的健康度）とは、必ずしも一致しない。

確かに、平均余命は１９９５年以降も延びており、客観的な身体の健康（病気・障害）レベルが改善し続けたことは間違いない。しかし、主観的な健康レベルは悪化を始めたのである。ストレスや疲労、先行きの不安、それらによるメンタルの変調といったものが関係しているのであろう。それから数年を経て、１９９７年に日本の自殺者の数は一気に増えて年間3万人を超えた。統計はまことに正直なものである。

これまで、平均寿命や健康寿命といった指標について、その動向を見てきた。そして、客観的な健康寿命（日常生活に制限のない期間）に比べて、主観的な健康寿命（自分が健康だと自覚している期間）の方が悪化していることが分かった。そこで次に、メンタルヘルスも含めて国民の健康問題について考えてみたい。

社会生活を営む機能の低下──新しい国民病──

いま、日本では「新しい国民病」が生じている。それは、「社会生活を営む機能の低下」という問題である。社会生活を営む機能とは、各個人がそのライフステージに応じて期待される社会的役割を果たすことと定義される。児童生徒であれば、学校に通って学業などに励むことが期待される。学校を卒業して社会に出れば、労働や生産活動に従事することに加えて、家庭内や地域での役割（家事・地域活動など）を果たすことも期待される。退職してからも、自分や家族の面倒を見たり、地域などの活動に参加したり、さまざまな役割がある。

ところが、不登校であったり、就学を終えても仕事に就かなかったり、ひきこもったり、病気のために長期休職したり、さまざまな問題がある。また、高齢期になると、認知症などのために社会生活を営めない状態になる。これらは、身体の健康だけでなく、こころの健康も関わる問題であり、さらに個々人を取り囲む社会のあり方も関係してくるであろう。

では、社会生活を営む機能に問題を抱えている人たちは、どれくらいいるのであろうか？　さまざまな官庁統計をもとに、ライフステージごとに実態に迫ってみよう。

文部科学省「平成26年度 学校基本調査」（速報値）によると、全国の小中学校で長期欠席となっている児童生徒数は18万1301人（全体の1・8％）で、そのうち不登校は11万9617人であった。

それから、内閣府「平成26年版 子ども・若者白書」によれば、15歳から34歳までの若年無業者は60万人（同年齢人口の2・2％）であった。

無業者のなかにひきこもりも含まれると思われるが、内閣府が2010年に実施した「若者の意識に関する調査（ひきこもりに関する実態調査）」によると、狭議のひきこもり（「自室からほとんど出ない」「自室からは出るが、家からは出ない」「ふだんは家にいるが、近所のコンビニなどには出かける」の合計）は23・6万人（15歳から39歳人口の0・6％）であった。ひきこもりになったきっかけの上位3つは、「職場になじめなかった」「病気」「就職活動がうまくいかなかった」というものであったが、厚生労働省「労働市場分析レポート　第23号」（2013年）によ

表1-2 社会生活を営む機能に問題を抱える人たち

原因	人数	頻度	調査年
小中学生の長期欠席	18.1万人	1.8%	2014年
若年の無業者	60万人	2.2%	2014年
就業者の病気休職	57.6万人	0.9%	2012年
高齢者の認知症	439万人	15%	2010年
合計	574.7万人	4.5%	

ると、大学卒業後、正社員として就職してから3年以内に離職する者、いわゆる「早期離職」者は31％に及ぶという。

就業者における病気休職の実態について、最も正確なデータを示していると思われるのが文部科学省「公立学校教職員の人事行政状況調査」である。その2012年度の報告によると、全国の公立学校教職員92万1673人のうち、8341人（0・90％）が病気休職をしていた。そのうち59・5％が、精神疾患による休職であったという。この頻度を、日本全国の就業者数6398万人（総務省統計局・2014年5月分）に当てはめると、57万6千人が病気休職をしていると考えられる。

高齢期では、認知症の問題がある。厚生労働省研究班の朝田隆・筑波大学教授らによると、全国の認知症高齢者数は2010年時点で439万人（65歳以上高齢者の約15％）と推定された〈5〉。

以上を合計すると、574万7千人が社会生活を営む機能に支障を来していることになる［表1-2］。これは、日本の人口1億2760万人のうち4・5％であり、22人に1人ということになる。しかも、彼らが1人で暮らすには困難がつきまとう。多くの場合は、両親や兄弟姉妹、配偶者や子どもが日常生活を助ける（見守る）ことになる。そこで、社会生活を営む機能に支障のある574万7千人の一人ひとりについて2人が関わる（日常生活の援助や見守りをする）とすると、1149万4千人になる。上記の問題（不登校・若者の無業・ひきこもり・病気休職・認知症）に対する社会的な認知や理解も不十分であるため、その面倒を見ている家族は社会的にも孤立しがちであり、彼らの苦悩は計り知れない。

社会生活を営む機能に支障のある574万7千人と、その面倒を見る家族1149万4千人、この両者を合計した1724万1千人の方々、実に、日本人の7人に1人が、社会生活を営む機能の不全という問題に直面しているのである。これこそが、現代日本社会が抱える最も深刻な健康問題と言っても過言ではない。

もう1つの「2025年問題」

「ひきこもり」についてインターネットで検索していたら、自称ひきこもりの40歳前後の男性が投稿サイトに書いたコメントを見つけた。それによると、ひきこもり男性は、高校卒業後、仕事に就いたが、職場でのトラブルのために20代半ばに仕事を辞め、しばらくはアルバイト生活を続けていたけれどもうまくいかず、30歳頃にひきこもってから約10年が経つという。

現在は、60代半ばの両親と3人暮らしで、食事は皆でするものの、それ以外は自室にこもって暮らし、外出するとしても近くのコンビニに行く程度だという。退職してしばらくは復職するよう、両親からも言われていたが、いまはその言葉もない。

収入は、両親から月に5千円もらうだけであるが、3食無料で家賃も不要で、とくにしたいこともないので困らないそうだ。日中のほとんどは、自室でパソコンに向かってゲームやネット検索に明け暮れているらしい。

そのようなことを投稿サイトに書き込んでいた。そして、いま最も心配なのは、「このような生活があとどれくらい続くだろうかということ。もし両親が死んだら、自分はどうなるのか考えられない」ということを述べていた。

これに対して、さまざまな人たちがコメントを寄せていた。多くは、いまからでも遅くないから仕事に戻れるよう頑張って自活の道を目指すべきだといった内容であったが、1つ私がドキッとしたコメントは、「両親は、死ぬ前に、必ず呆けるか寝たきりになるぞ。そのとき、おまえはどうするのだ?」というものであった。

確かに、NPO法人全国ひきこもりKHJ親の会(家族会連合会)が行った全国調査によると、ひきこもりの長期化、親の高齢化という問題が浮かび上がってくる。その主な結果(2014年7月発表)を以下に紹介する。

・ひきこもり者本人の平均年齢は33・07±7・87歳、家族の平均年齢は62・89±7・12歳。
・ひきこもり期間は10・72±6・69年で、ひきこもり期間20年以上の人が全体の1割近い。
・ひきこもり者の高年齢化によって親の年齢も上昇し、年金生活者が増え、必然的に経済状況の困難化も始まっている。

ひきこもり者の家族の平均年齢62・89歳から考えると、２０２５年には平均年齢が74歳前後になる。つまり、多くが後期高齢者となる。認知症や要介護の発生率が一気に増える年齢に到達するのである。

したがって、もう1つの「２０２５年問題」とは、ひきこもりの問題が社会化することかもしれない。両親の庇護のもとで暮らせる間は、ひきこもりの問題は家庭のなかで吸収されていて、社会全体がそれと向き合う機会は限られている。しかし、ひきこもり者の親が病気や老化のため要介護になったり死亡したりすると、ひきこもりの問題は一気に社会化する。

これが、もう1つの「２０２５年問題」なのである。その問題が社会化・顕在化したときは、すでに手遅れと言っても過言ではない。いまのうちに、ひきこもりの予防に加えて、ひきこもり者の社会復帰を支援する方策を整備しなければならない。

国民全体における「社会生活を営む機能」の維持・向上が重要であるということを、厚生労働省の健康づくり施策のなかで述べたのは、私が策定委員会・委員長を務めた「健康日本21（第二次）」が初めてと思われる。その文書である「国民の健康の増進の総合的な推進を図るための基本的な方針（厚生労働省告示第４３０号）」（２０１２年）は、社会生活を営む機能の維持・向上について、以下のように書いている。

「社会生活を営むために必要な機能を維持するために、身体の健康と共に重要なものが、こころの健康である。その健全な維持は、個人の生活の質を大きく左右するものであり、自殺等の社会的損失を防止するため、全ての世代の健やかな心を支える社会づくりを目指し、自殺者の減少、重い抑鬱や不安の軽減、職場の支援環境の充実および子どもの心身の問題への対応の充実を目標とする」

社会生活を営む機能に支障のある若者を減らすには、単に本人と家族の問題だけでなく、学校教育、地域の受け入れ、就労支援の強化と職場環境の改善、居場所のある地域・社会の創生など、社会全体で取り組まなければならない。また、認知症高齢者の介護についても、家族や介護保険事業者だけに求めるのではなく、社会全体で取り組まなければならない。

所得格差から健康格差へ

かつては「一億総中流」と言われていた日本が、いまでは「格差社会」になった。終身雇用・定期昇給という日本型雇用慣行が機能しなくなり、1980年代から非正規雇用者の割合が増え、2010年には全雇用者の3分の1を超えた。その過程で所得格差は拡大し、ワーキング・プアなどの貧困の問題も顕在化した。

最近では、世代を超えた格差の固定化が問題となっている。つまり、高学歴・高収入の世帯で育った子どもは高学歴を得るチャンスが多く、低学歴・低収入の世帯で育った子どもが高学歴を得るチャンスは少ないという問題である。格差の固定化は、子どもたちの価値観・希望や勉学意欲にも影響を及ぼしているという。つまり、経済格差が「希望格差」を生むのである。

社会学者の山田昌弘氏は、上位層がますます良くなる「上離れ」と下位層がさらに落ち込む「底抜け」により格差が拡大しているとし、「底抜け」層は、収入が低いだけでなく、努力しても報われないと思い、未来に希望をもてない点に特徴があると述べた。(6) そして、この層が増えることにより、社会の活力が低下したり、犯罪が増加したりする恐れがあると述べている。格差問題の本質がここにある。

さらに、所得格差は健康格差にも連動し始めた。厚生労働省「平成22年 国民健康・栄養調査」は、世帯所得と生活習慣との関連について初めて検討を行った。世帯の所得を3区分(600万円以上、200万円以上−600万円未満、200万円未満)に分け、年齢と世帯員数を統計学的に調整したうえで、各区分の間で喫煙や肥満などの頻度を比べたのである。その結果、低所得者ほど生活習慣にリスクを抱えていることが明らかになった[図1-5]。

たとえば、肥満者(BMI25以上)の割合は、男性では世帯所得による差はなかったが、女性では、「600万円以上」で13・2%、「200万円以上−600万円未満」で21・0%、「200万円未満」で25・6%と、低所得の女性ほど肥満者の割合が有意に高かった。同様に、喫煙率も低所得者ほど高い。「600万円以上」「200万円以上−600万円未満」「200万円未満」の順で言えば、男性では27・0%、33・6%、37・3%であり、女性では6・4%、8・8%、11・7%であった。他にも、世帯所得の低い者ほど、習慣的な朝食欠食者の割合は高く、運動習慣のない者も多く、そして野菜摂取量は少なかった。

このように、低所得者ほど生活習慣にリスクを抱えている。つまり、健康に関連する生活習慣

図1-5 世帯所得と生活習慣との関連

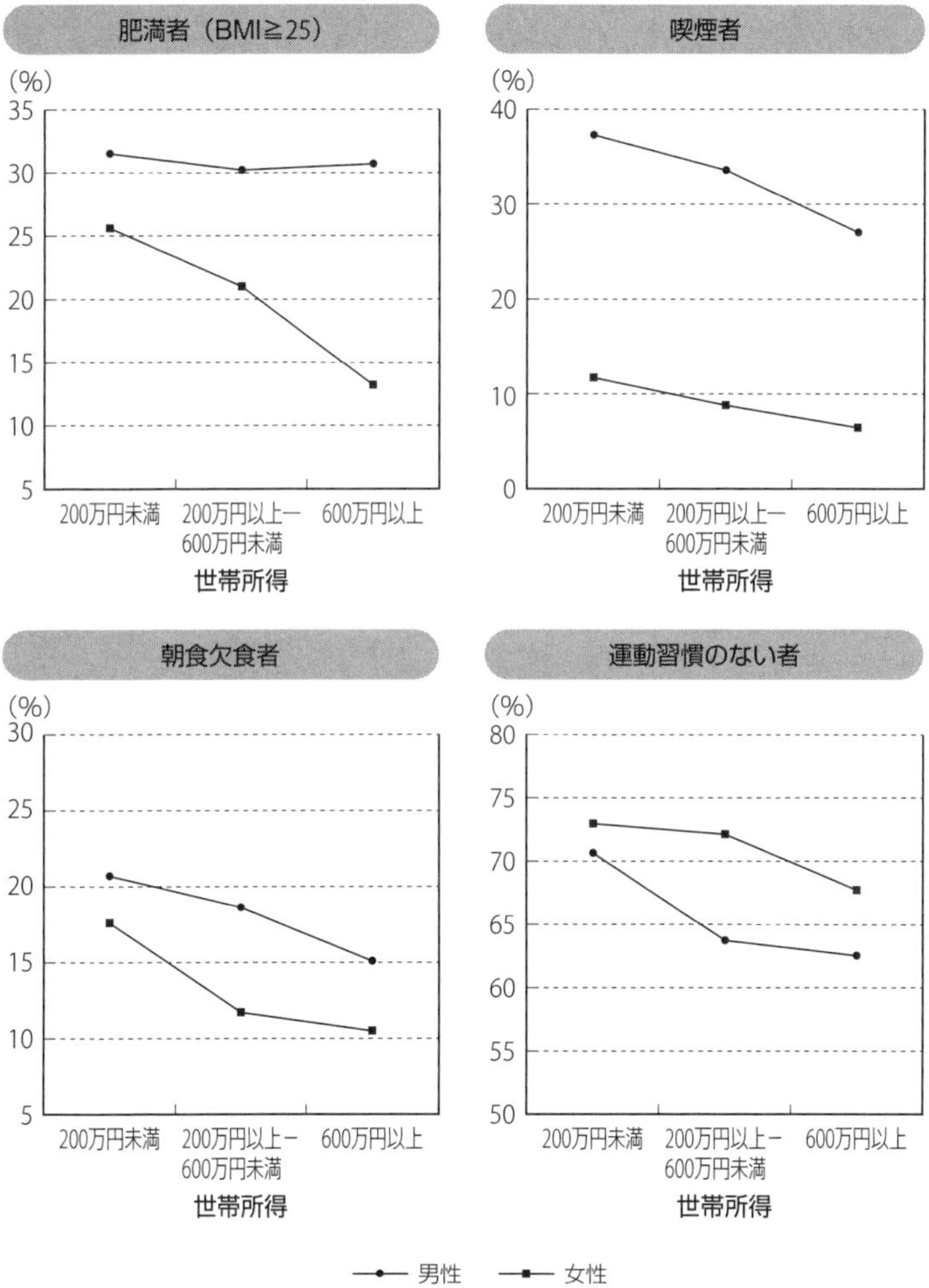

（厚生労働省「平成22年 国民健康・栄養調査」，2012年）

でも、「上離れ」と「底抜け」が進行しているのである。経済的に余裕のある階層では、タバコを吸わず、体重管理や運動に励み、食事にも気を付けている。

一方、経済的に苦しい階層では、このような生活習慣に気を付けない。第1の理由は、健康づくりに励むだけの経済的・時間的な余裕がないことであろう。もう1つの理由として、未来に希望がもてないこと、健康づくりに励んでも報われるとは思えないことも、あるのかもしれない。つまり、経済格差が希望格差を生み、それが生活習慣の格差に発展するのである。

健康づくりは「未来への投資」とも言える。いまタバコを吸っていても、肥満であっても、リアルタイムに困ることは、実は少ない。むしろ、喫煙や飽食・不活発な生活というものは、刹那的には快感をもたらしてくれる。しかし、そうしたリスク行動を何十年も続けると、がんや脳血管疾患・心臓病などの病気が起こりやすくなる。それを予防するために、生活習慣に気を付けるわけである。したがって、健康づくり（禁煙・体重管理・運動など）は、より良い未来のために現在の生活を改善（我慢）することであり、一種の「投資」と言えよう。

そこで考えなければならないことは、雇用も収入も不安定で未来に希望を見出せない人たちが、未来に投資するのであろうか、という問題である。言い換えれば、低所得で喫煙する人たちに必要なものは、ニコチンガムなのか、それとも未来への希望、雇用や収入の安定した生活なのか、という問題である。

第4章で詳しく述べるが、私どもは東日本大震災被災者の健康調査を続けている。被災者のなかには、アルコール依存になってしまった方もいる。この場合、保健医療上の対応としてはアル

図1-6 健康リスクと社会経済の悪循環

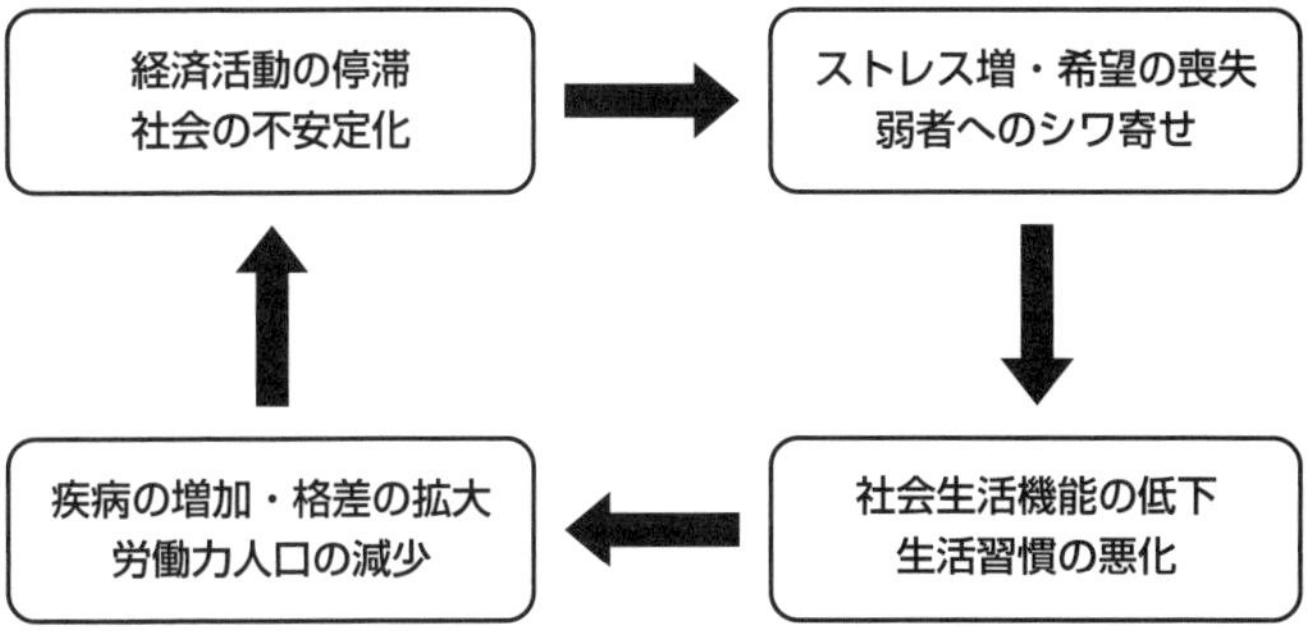

コール・リハビリが選択となる。その必要性は否定しないが、果たしてそれだけで済むのだろうか？　むしろ、震災や津波で労働の手段（漁船、養殖場、田畑など）を失ってしまったためにアルコールに走ってしまったのだから、その根本のところを直さなければ、アルコール・リハビリの効果にも限界がある。被災者の健康問題と向き合うなかで、私は医学や公衆衛生の限界を感じざるを得ないのである。

話を戻そう。低所得者ほど生活習慣にリスクを抱えている。この状態が続けば、がんや脳血管疾患・心臓病なども、低所得者ほど多く発生することになる。これらの治療には、相当な出費を要する。仕事も休まなければならず、職を失う恐れもあるので、経済的にも困窮していく。その結果、治療も十分に受けられなくなり、体調がさらに悪化してしまう。まさに、貧困と疾病の悪循環が顕在化しようとしている。

以上のことをまとめると、図1-6のような健康リスクと社会経済の悪循環になる。バブルがはじけて、日本の経済活動は長期にわたって停滞し、社会も不安定になってきた。弱者こそ、そのような問題のシワ寄せを受けやすく、雇用や収入も不安定になるなかで、ストレスも高まり、未来への希望を失う人も増えてきた。繰り返しになるが、このプロセスで格差は拡大する一方である（山田昌弘氏の言う「上離れ」と「底抜け」）。それが続くと、社会生活を営む機能にも支障を来して、若者の無業・ニートやひきこもり、病気休職の問題が顕在化してきた。また、経済的弱者ほど生活習慣にリスクを抱えていることは、すでに述べた通りである。

これがさらに続くと、がんや脳血管疾患・心臓病などの疾病はさらに増え、貧困と疾病の悪循環により、社会における格差はさらに増大するであろう。これらは労働力人口の減少（そもそも少子化のために減っていることに加えて、生産年齢人口のうち「働ける人」が減る）という事態を招くであろう。それは経済活動を停滞させ、社会保障のニーズをさらに増加させる。

いままさに、健康リスクと社会経済の悪循環が始まろうとしている。この問題こそが、社会保障体制どころか日本社会そのもののサステイナビリティ（持続可能性）に対する最大の脅威ではないか。格差拡大とともに、日本社会が自壊してしまうことを真剣に危惧するものである。

近代日本の「40年周期」説

誰が最初に提唱されたのか、恥ずかしながら無知であるが、明治維新以降の日本社会は約40年ごとに進歩・繁栄と衰退・破滅を繰り返しているという説がある。

１８６７年の大政奉還（明治維新）から約40年後の１９０５年、日本は日露戦争に勝利し、列強の一角を占めた。その40年後の１９４５年、日本は第二次世界大戦に敗れてすべてを失った。

その40年後の1985年は、バブル経済の直前であり、日本経済は世界のトップになったと多くの国民が思った。しかし、バブルが崩壊して以降、日本社会は困難な状況に直面している。次の40年後は2025年である。それが究極の「2025年問題」になるかもしれない。

ここであらためて進歩・繁栄と衰退・破滅について、詳しく見てみよう。明治維新のときも第二次世界大戦敗戦のときも、日本社会はそれ以前の社会体制と思想を否定し、新しいものに「一新」させた。明治維新の際は、徳川幕藩体制を否定し、武士という一大勢力をリストラし、鎖国から開国へと180度の大転換を行った。開国後の明治政府が目指したのは欧米列強に肩を並べることであり、そのために富国強兵政策を最優先させた。その目標に向かって政府・国民が一丸となって努力した結果、40年後に日露戦争勝利というピークを迎えたのである。

そこから先が、実に日本らしい。成功体験に固着するというか、その路線を進むことが自己目的化したのである。国内外の情勢変化に応じて路線を修正することがないまま、日露戦争勝利後も、ただひたすら軍国主義化を進めていった。それにより、軍事とは関係のない科学技術や産業の発展は軽視され、富の蓄積が民生へまわされる部分はあまりに少なかった。そして、日本そのものが軍事国家と化し、破滅への道を歩んでいったのである。

第二次世界大戦に敗れた途端、日本は軍事国家の体制を否定し、軍隊やそれに関わる産業などの一大勢力をリストラし、軍事国家から平和国家へと180度の大転換を行った。平和憲法下の日本政府が目指したのは、経済面で欧米列強に肩を並べることであり、そのために産業育成と高度経済成長を最優先させた。その目標に向かって政府・国民が一丸となって努力した結果、約40

年後の1980年代に日本経済はピークを迎えたのである。

1979年、ハーバード大学のエズラ・ヴォーゲル教授が『ジャパン・アズ・ナンバーワン』を著し、多くの日本人に自信を与えた。そして「経済大国」の自信のもと、1985年のプラザ合意を契機に、日本経済はバブル景気に突入した。それが崩壊した後、日本経済は減速した。それ以降は、ご存知の衰退ぶりである。それに加えて、人口減少高齢化という問題がある。実は、人口減少高齢化や格差拡大という問題の根源が、1985年にあったと言える。

主要国の合計特殊出生率の年次推移を図1-7に示した。合計特殊出生率とは、女性1人が平均して生涯に生む子どもの数のことである。これが減り続けることを「少子化」と言い、それにより人口は減少する。

日本人の合計特殊出生率は、単純に減り続けているわけではない。いくつかの節目があった。戦後すぐのベビー・ブームの後で急激に減少したけれども、1957年から約20年間は（1966年の「ひのえうま」を除けば）安定していた。とくに1970年代前半は、2・1前後のレベルにあった（この状態が続いていれば人口は減らなかった）。1975年に減少に転じたが、1981年に底を打って、数年間は増えたのである。その増加も1985年に終わり、以後20年間にわたって合計特殊出生率は減り続けた。

もう一度、図1-7を見てみると、1985年まではどの国でも合計特殊出生率は減っていたことが分かる。それ以降に大きな変化があった。増加に転じた国（アメリカ）、横這いになった国（イギリス）、そして減り続けた（減り始めたものを含む）国（韓国、日本）の3つに分かれ

図1-7 合計特殊出生率の推移（日本および諸外国）

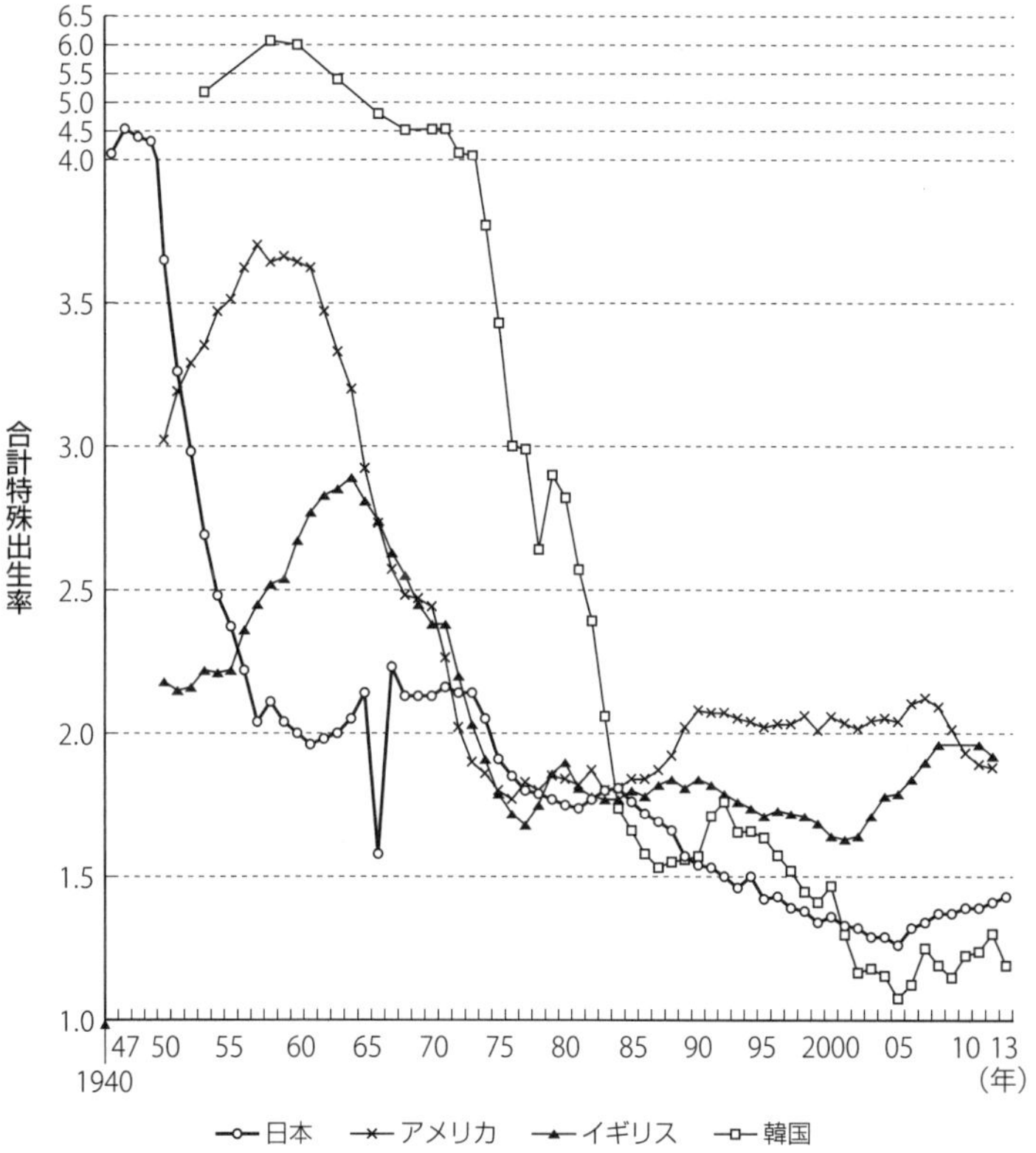

（注）合計特殊出生率は女性の年齢別出生率を合計した値。数字は各国最新年次。日本13年概数。

（資料）厚生労働省「平成13年度人口動態統計特殊報告」「人口動態統計」（日本全年，その他最新年），国立社会保障・人口問題研究所「人口統計資料集2010」，Korea National Statistics Office

（社会実情データ図録より）

た。

1985年の合計特殊出生率は、日本もアメリカも1・76程度で同じレベルであった。ところが、1985年を基点に、日本は減少に転じる一方、アメリカは増加に転じた。その結果、アメリカの人口は1985年の2・4億人から、2015年には3・3億人へと、1・4倍に増えた。対照的に、日本は人口減少の危機に瀕している。まさに、1985年が分岐点なのであった。その意味で、1985年を「少子化元年」と呼んでも差し支えない。

それから、1985年のもう1つの出来事と言えば、「労働者派遣法」が制定されたことである。この法律が、非正規雇用の増加を招いたことは周知の通りである。

実に、1985年が、人口減少高齢化と格差拡大という、現在の日本が直面している2つの大きな問題の基点であった。まさに、40年周期のピークを迎えた1985年が「衰退の始まり」と言えよう。

「2025年問題」を乗り越えるために

すでに見てきたように、「2025年問題」というものは、「人口が減って高齢化が進むために国民経済や社会保障体制が危機的な状況を迎える」といった程度の単純な問題ではない。人口の量だけでなく質の確保が難しくなり、経済格差も健康格差も拡大して貧困と疾病の悪循環が進み、その結果として社会生活を営むことのできない人々の問題が顕在化する。これにより、この国そのものが「自壊」の危機に直面する。それが、「2025年問題」の本質なのである。

この問題に直面してしまったら、その解決は容易ではない。残された10年のうちに、新しいパラダイムをつくり上げて、「２０２５年問題」の発生を未然に防ぐしかない。本書は、そのための新しい公衆衛生のあり方を提言するものである。

【引用・参考文献】

〈１〉国立社会保障・人口問題研究所「日本の将来推計人口（平成24年1月推計）・出生（中位）死亡（中位）推計結果」、２０１２年
〈２〉内閣官房「第10回社会保障改革に関する集中検討会議・参考資料1-1」、２０１１年
〈３〉厚生労働省「健康日本21（第２次）の推進に関する参考資料」、２０１２年
〈４〉Yong V & Saito Y:Demographic Res,20:467-494,2009
〈５〉朝田隆：臨床神経、52：９６２-９６４、２０１２
〈６〉山田昌弘『新平等社会』文藝春秋、２００９年

第2章

公衆衛生の社会モデル

1 公衆衛生の4つのモデル

「2025年問題」を乗り越えるための新しい公衆衛生のあり方を考えるため、これまでの公衆衛生の歴史を振り返ったうえで、今後のモデルを示していきたい。実は、新しい公衆衛生のあり方をめぐっては、欧米でもホットな議論が行われている。図2-1は、イギリス保健省で主席医務官を務めるディビス博士らが、医学誌『ランセット』に発表した「公衆衛生改善の新しい波」という論文[1]で示されたものであり、産業革命以降の公衆衛生の進歩を4つのモデルに要約している。

まず、衛生的な環境を創り上げる「構造モデル」から始まり、細菌学の進歩による「生物医学モデル」、個々人の生活習慣・リスクを改善する「臨床医学モデル」、そして健康づくりを支える社会環境を創る「社会モデル」という順に発展していったというものである。

現在、欧米の公衆衛生は「社会モデル」と呼ばれるアプローチが主流となっている。これは、個人の健康づくりを社会全体で支えていこう、健康な社会環境を創ろうとするものである。しかし、日本では社会モデルが十分に浸透しているとは言い難い。そこで本章では、社会モデルの効果と必要性を示したうえで、日本における実践の可能性について提言したい。

なお、本章の内容は、2014年7月10日に大阪で開催された日本医学会特別シンポジウム「健康社会をめざす医学・医療の新たな展開」のなかで、「新しい公衆衛生のあり方」と題して私が行った講演に基づくものであることを記して、同シンポジウムの企画運営に当たられた方々に

図2-1 公衆衛生の4つのモデル

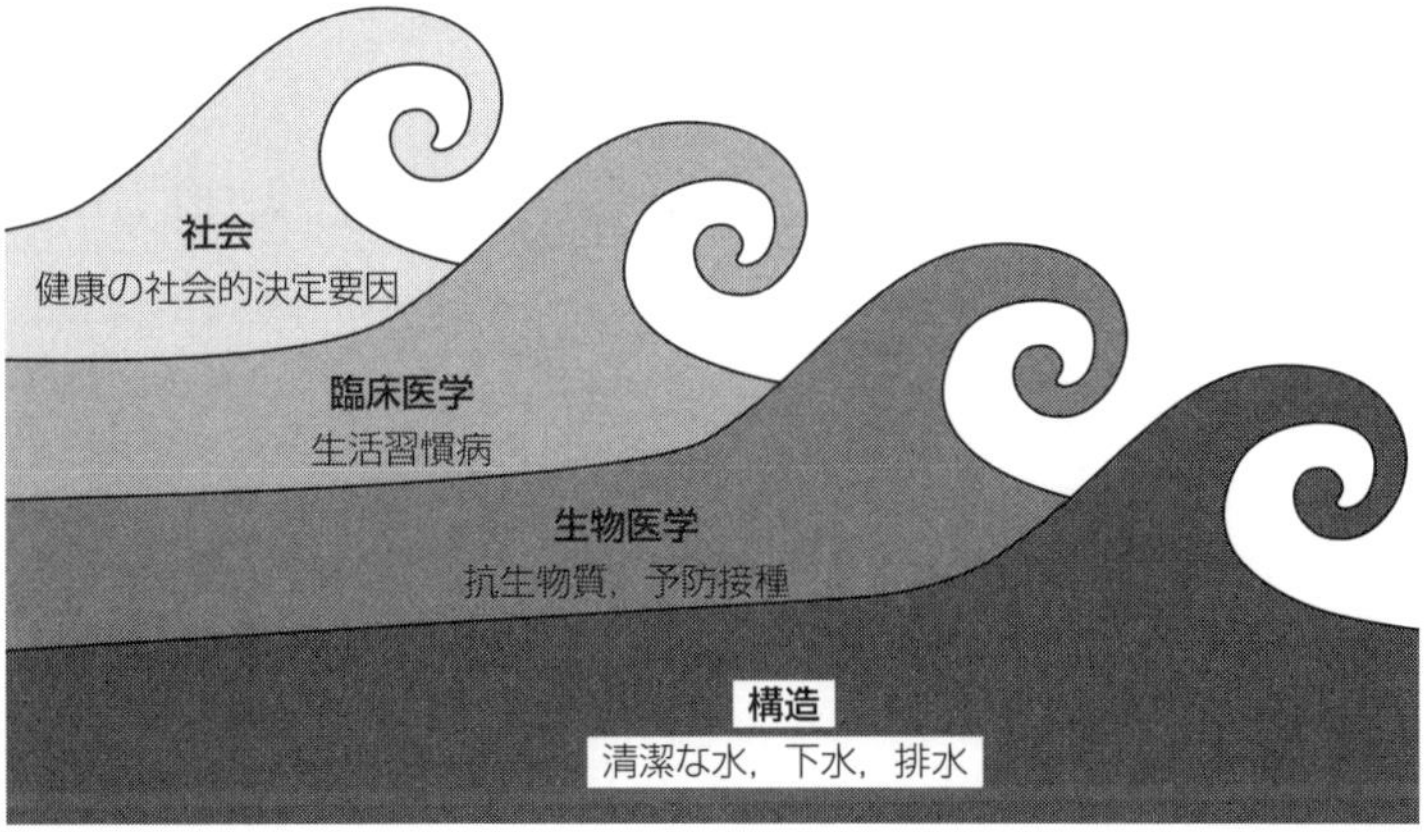

(文献1より)

あらためて御礼申し上げたい。

衛生的な環境を創り上げる構造モデル

まず、これまでの3つの公衆衛生モデルを振り返ってみたい。19世紀半ばの公衆衛生は、「構造モデル」と呼ばれる。当時の最大の健康問題は、コレラであった。その頃、コレラ菌はまだ発見されておらず、空気感染すると考えられていたほど、人類はコレラと闘う武器を持っていなかった。それに公衆衛生が立ち向かった。

1848年にロンドンでコレラが流行したとき、ジョン・スノウという医師が、流行地域を歩き回って発生状況を地図に記した。その結果、ある共同井戸の水を飲んでいる人たちでコレラが多発していること、複数あった水道会社のうち1つの会社から水を受けている家庭だけでコレラが多発していることを突き止めて、コレラは経口感染すると結論した。そこで、その井戸と水道会社の閉鎖を命じたところ、コレラの流行は終息したのであった。

これは、コッホが１８８３年にコレラ菌を発見するよりも30年以上も前のことであり、生物学的要因が不明であっても、疫学的手法（疾病発生と関連する要因の解明）によって疾病をコントロールできることを実証した点に大きな意義がある。このことから、ジョン・スノウは「疫学の祖」とも呼ばれる。

コレラの発生源となっていた水道会社を調べたところ、その取水口はテムズ川の下流にあり、その近くに下水が直接流れ込んでいた。このことから糞尿の有害性があらためて認識され、１８５９年にロンドン市は下水道の建設工事を始めた。ロンドン市内からテムズ川の河口付近まで82マイル（約１３２㎞）の下水管を通し、一部区間ではモーターを使って勾配に逆らって下水を流すという大工事を６年がかりで行った。河口近くに設けられた下水の門は、満潮時だけ開かれる。それにより、都市の汚物は引き潮とともに海に流されていった。その結果、１８６６年を最後に、ロンドンでコレラの集団発生はなくなったのである〈2〉。

これこそ、当時の社会における「公衆衛生の勝利」である。ここから、衛生的な飲料水を給水するシステムと下水を処理するシステムといった社会インフラの整備が大いに進んだ。このように、都市の構造を整備することで公衆衛生を改善したところから、この時代は「構造モデル」と呼ばれる。

細菌学の進歩による生物医学モデル

１９００年をまたぐ時代は、細菌学をはじめとする医学が感染症を征圧する時代であり、その時代の公衆衛生は、「生物医学モデル」と呼ばれる。

まず、ドイツのコッホが、１８７６年に炭疽菌を、１８８２年に結核菌を、そして１８８３年にコレラ菌を発見した。さらに、「コッホの３原則」と今日でも言われるほどの病因論を確立したことの意味は、極めて大きい。その弟子たちも、ガフキーが腸チフス菌を、レスラーが口蹄疫ウィルスを、北里柴三郎がペスト菌を発見するなど、数々の感染症の正体が明らかとなった。

また、フランスのパスツールが、１８６２年に牛乳などの低温殺菌法を開発し、１８８５年には狂犬病ワクチンを開発した。予防接種自体は、イギリスのジェンナーが、１７９６年に牛痘の接種（種痘）により天然痘を予防することに成功しており、イギリスは１８５３年に「ワクチン接種法」を制定して、すべての新生児に天然痘ワクチンの接種を義務付けた。それから一世紀余を経た１９８０年に、世界保健機関（ＷＨＯ）は天然痘の根絶宣言を行うに至る。

そして、イギリスのフレミングが、１９２８年にペニシリンを発見する。この抗生物質は、第二次世界大戦中に大量生産が可能となり、急速に普及していった。

病原体の発見・予防接種の開発・抗生物質の開発という生物医学の進歩は、この時代における「公衆衛生の勝利」をもたらした。その結果、疾病構造の主体も、感染性疾患から非感染性疾患（がん・脳血管疾患・心臓病など）へと変化していった。これを「疾病（健康）転換」、または「疫学転換」と呼ぶ。

個々人の生活習慣・リスクを改善する臨床医学モデル

イギリスのチャーチル首相は、１９４３年12月に重い肺炎にかかったが、抗菌剤によって生命の危機を乗り越えた。一方、アメリカのルーズベルト大統領は、第二次世界大戦の勝利を目前とした１９４５年4月に脳出血で急死した。同大統領は長年にわたって血圧が高かったのだが、当時は降圧剤など何一つなかった。チャーチルとルーズベルトの生と死は、公衆衛生の転換点を象徴しているようである。

第二次世界大戦後、疾病に対する関心は、高血圧、糖尿病、がん・脳血管疾患・心臓病といった「非感染性疾患（non-communicable diseases：ＮＣＤ）」に移っていった。しかし、その原因も治療法も分からなかったので、まずはＮＣＤの自然史を解明する必要があった。そこで、健康な集団を長期間追跡して、ＮＣＤの発症から予後までを把握するためのコホート研究が始まった。

その嚆矢は、１９４８年に始められたアメリカのフラミンガム研究である。ボストン近郊にある人口２・８万人の小さな町の約5千人のコホートは、虚血性心疾患の危険因子（喫煙、高血圧、心電図異常、糖尿病、脂質異常症など）を次々と解明し、やがてこの町は「世界の心臓を救った町」とも呼ばれるようになった〈3〉。

また、イギリスのドール博士は、１９５０年に症例対照研究により喫煙が肺がんリスクを高めることを世界で初めて報告した〈4〉。

これらの疫学研究が示したことは、ＮＣＤの多くは生活習慣から生じるものであり、生活習慣の変容により予防可能だということであった。たとえばハーバード大学がん予防センターは、がんの原因の7割程度は、喫煙や食生活などの生活習慣によると推計している[5]。それを受けて、第二次世界大戦後の公衆衛生は、NCDを主なターゲットとして「臨床医学モデル」と呼ばれるアプローチをとった。それは、以下のような方法であった。

①生活習慣の改善（禁煙・食生活改善・運動など）による発病の予防
②基礎的病態（高血圧・糖尿病・脂質異常症など）のコントロールによる合併症（脳血管疾患・虚血性心疾患・腎不全など）の予防
③早期発見と早期治療（循環器疾患の健診、がん検診）

これらの手法の多くは臨床医学的なものであるため、「臨床医学モデル」と呼ばれるようになった。とはいえ、前記の②は臨床の場で行われるからよいとして、①と③を「臨床医学モデル」と呼ぶことに、日本の保健医療関係者は違和感を覚えるかもしれない。日本では、予防医学と治療医学とが独立していて、自治体の保健所・保健センターや職場の健康管理室などが、健康教育（前記①）や健診・検診（前記③）を予防医学として行っているからである。

ところが、前記の①から③までを「臨床医学モデル」と呼んだディビス博士が暮らすイギリスは、日本とまったく事情が異なる。イギリスは、国民保健サービス（NHS）という公的医療制度を運営している。イギリスに住む人は、居住地から近いところにある一般家庭医（GP）をかかりつけ医として登録する。具合が悪くなったときは、まずGPを受診し、多くの病気はGPレベルで治療される。高度で専門的な治療が必要とGPが判断したときには、病院の専門医に紹介するというシステムである。

GPが受け取る報酬は、人頭制である。つまり、かかりつけ医として登録してくれた住民の数で報酬が決まる。そして、登録してくれた住民のうち、病気になって受診する者が少ないほど黒字になっていく仕組みである。そのため、GPも疾病予防に力を入れる。つまり、前記の①から③まで、すべてがGPの仕事なのである。だから「臨床医学モデル」と呼ぶことに対して、イギリス人は違和感がない。

アメリカも同様であり、かかりつけ医が前記の①から③までを行っている。ちなみに、アメリカ厚生省は、専門家の委員会（予防医学サービス検討委員会：U.S. Preventive Services Task Force）を組織して、健康教育やカウンセリングから予防接種や検診までの多岐にわたる予防医学サービスについて、ガイドライン・勧告を作成させているが、彼らが想定する「読者（予防医学サービスを提供する者）」とは、かかりつけ医のことである。

それ以外の国に関しては不勉強であるが、少なくとも英米では、（日本と異なり）予防医学と治療医学は一体的に提供されている。

臨床医学モデルの成果

臨床医学モデルは、目覚ましい成果をあげた。その例を2つ示そう。

第1の例は、アメリカのタバコ消費量と肺がん年齢調整死亡率との関連である。

図2-2 アメリカにおけるタバコ消費量と肺がん年齢調整死亡率の推移

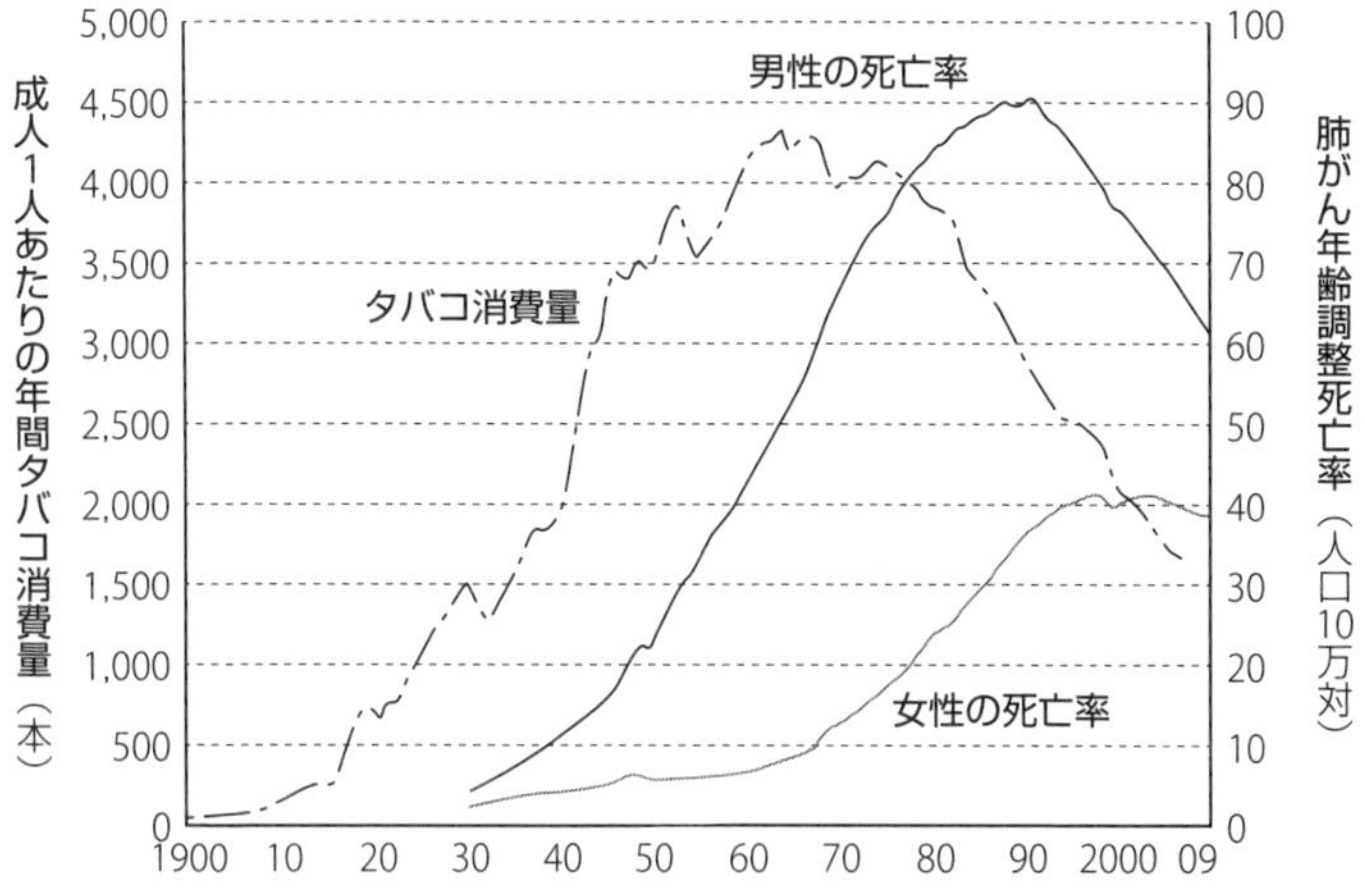

（文献6より）

図2-2は、アメリカ対がん協会が発表したものであるが[6]、破線が成人1人あたりのタバコ消費量の推移を示している。

驚くべきことに、20世紀初頭、アメリカ人がタバコを吸うことは珍しかった。タバコの消費量は、戦争とともに増えたと言われる。

タバコ消費量は、第一次世界大戦のときに増え始め、それ以降もジワジワと増えた後、1940年代前半に一気に増加した。アメリカ軍が兵士に配給する標準装備のなかに、タバコも含まれていたという。

しかし、戦後になるとタバコ消費量の増加は鈍くなり、1963年から減少に転じた。

そして、2007年のタバコ消費量は、ピーク時の半分以下にまで落ち込んでいる。

タバコ消費量の増減と同期するように、男性の肺がん年齢調整死亡率も増減した。1930年までは、肺がんで亡くなるアメリカ人はほとんどいなかった。それ以降、肺がん年齢調整死亡率は増え続け、1955年にはアメリカ人男性のがん死亡の第1位となり、その後も増加は続いた。ところが、1990年をピークとして、減少に転じたのである。1990年から2010年までの20年間で、アメリカ人男性の肺がん年齢調整死亡率は33％も減った。

興味深いことは、タバコ消費量の増減に約30年遅れて、肺がん死亡率の増減も同期したことである。この期間は、タバコ煙のなかの発がん物質に肺の細胞が触れてから発がんするまでの、生物学的な潜時（タイムラグ）と見事に対応する。生活習慣改善の効果を示すうえで、これほど明白なエビデンスはなかろう。

もう1つの例は、アメリカの冠動脈疾患死亡率の減少である。アメリカ最大の国民病と言えば、心筋梗塞などの冠動脈疾患であった。喫煙、脂肪分の多い食事、肥満、運動不足といったアメリカ人に多く見られる生活習慣がリスクになるという点でも、「タイプA」（せっかちで活動的で、競争心が強く、攻撃的な）行動パターンという、まさにアメリカ特有の競争社会に最も適合した人たちで冠動脈疾患が多発するという点でも、「冠動脈疾患はアメリカ社会の必然」と言われた時代があった〈7〉。

図2-3は、アメリカにおける冠動脈疾患の年齢調整死亡率の推移を示したものである〈8〉。死亡率は、1950年代から60年代にかけて横這いから微増のパターンを続けていたが、1968年をピークとして、減少に転じた。現在の死亡率は、ピーク時の約3分の1である。

図2-3 アメリカの冠動脈疾患死亡率の推移

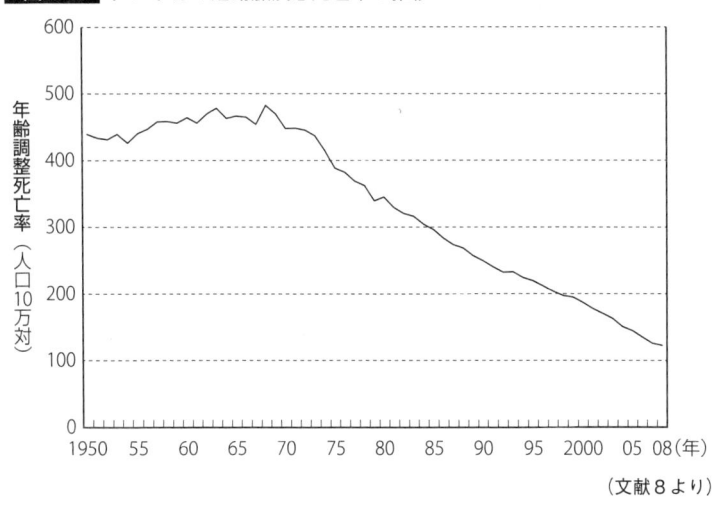

（文献8より）

そこで、アメリカの疾病管理センター（CDC）のフォード博士らのグループは、アメリカ人の冠動脈疾患死亡率がなぜ減少したのかを調べた[9]。1980年から2000年までに、アメリカの冠動脈疾患の年齢調整死亡率は半分に減った（人口10万対で、男性：542・9→266・8、女性：263・3→134・4）わけであるが、彼らはその原因を2つに分けて精査した。

1つは、喫煙率・肥満度・平均血圧などのリスクが改善したために、冠動脈疾患の発生率が低下したこと。

もう1つは、冠動脈疾患の治療技術が進歩したために、冠動脈疾患を発症した患者における致死率が低下したこと。

それぞれの可能性について、アメリカ人のさまざまな保健統計データを駆使して、定量的に分析を行った。

その結果、前者の「リスク改善」が死亡率減少の44％に貢献し、後者の「治療技術の進歩」が47％に貢献していたという。前者について詳しく述べると、アメリカ人で冠動脈疾患死亡率が減少した分のうち、24％は総コレステロール平均値の低下によるものであり、同じく20％は収縮期血圧平均値の低下に、12％は喫煙率の低下に、5％は身体活動量の増加によるものと推定された。この4つを単純に合計すると、前述の44％を超えてしまう。これは、4つのリスク改善の合計で61％減るはずなのだが、一方で肥満者と糖尿病患者が増えたことによる冠動脈疾患死亡率の増加効果との間で相殺された結果であったという。

つまり、1980年から2000年までの20年間で、アメリカ人の冠動脈疾患死亡率が半分に減ったうちの約半分が、リスク改善によるものであった。言い方を換えると、総コレステロール・血圧と喫煙・運動の4つのリスクを改善することで、冠動脈疾患死亡率を約4分の1も減らすことができたのだ。このインパクトは実に大きい。

まさに、NCD時代における「公衆衛生の勝利」と言える。

臨床医学モデルの限界

以上のような目覚ましい成果をもたらした臨床医学モデルであったが、その限界が見えてきた。それは、「生活習慣は個人の努力で変えられる」という幻想が拡がった一方で、現実は必ずしもそうでなかったからである。第1に、生活習慣を変えられる人と変えられない人がいる。第2に、生活習慣を変えることはできても、それを続けられる人と続けられない人がいる。その間で格差が拡がってきたのだ。

つまり、臨床医学モデルは、(個人の努力に多くを期待する以上) 必然的に健康格差を拡大させるものであった。その格差は、教育格差や社会経済格差とも連動している。世帯所得の低い者ほど生活習慣にリスクを抱えている者が多いことは、すでに述べた通りである。臨床医学モデルの公衆衛生を続ける限り、貧困と疾病の悪循環が拡大する恐れがある。これが臨床医学モデルの限界を乗り越えた、新しい公衆衛生モデルが求められる所以である。

もう1つの問題として、臨床医学モデルの根底には「生活習慣は、個人が自由に選択して実践している」という考えがあったわけであるが、必ずしもそうではないことが分かってきた。タバコで言えば、TVコマーシャルの頻度と内容、入手しやすさ (街頭の自動販売機の台数と利用時間・年齢確認など)、パッケージの警告文、価格、喫煙可能な場所、社会的イメージなど、さまざまな要因が個人の行動選択に影響を及ぼしているのである。したがって、個人にだけ行動変容を働きかけても、それには限界がある。個人の行動に影響を及ぼすさまざまな要因に対して働きかけなければ、個人の行動を変えることはできない。

そこで、健康に関わる「社会環境」を変えることで、個人を健康にしようとする動きが始まった。それが「社会モデル」の始まりであり、その理念は、1986年にカナダのオタワでWHOにより開催された第1回ヘルスプロモーション会議で初めて体系化された。そのなかには、「社会環境の整備」と「健康格差の是正」の2つが盛り込まれている。

2 公衆衛生の社会モデル―その意義と政策―

オタワ憲章と社会モデル

同会議で採択されたオタワ憲章の要点を、佐甲隆博士の訳文をもとに紹介する。[10]

オタワ憲章は、ヘルスプロモーションを「人々が自らの健康をさらにうまくコントロールし、改善していけるようになるプロセス」と定義し、健康な状態に到達するには「個々人や集団が、望みを明確にし、それを実現し、ニーズを満たし、環境を変え、それに上手く対処しなければならない」と述べている。

そして、「ヘルスプロモーションの活動は、現状の健康格差を減らし、すべての人々が健康の面での潜在能力を十分発揮できるようになるための機会や資源を等しく確保することを目指している」として健康格差の是正について述べ、また「ヘルスプロモーションには、政府、保健部門、他の社会・経済部門、NGO、ボランティア団体、地方自治体、産業、メディアなどの全ての関係機関によって調整された活動が要求される」として、社会を構成するすべての組織全体で健康づくりを推進する必要性を強調している。

そのうえで、ヘルスプロモーション活動の意図するものとして、以下の5項目を挙げている。

・健康的公共政策の確立：あらゆるレベル・部門の政策形成において、健康の視点を置かせること。健康政策に加えて、所得政策や社会政策とも連携のとれた協働を行うこと。より安全で健康的な商品やサービス、より健康的な公共サービス、より清潔で楽しく満足できる環境を確保すること。

・支援的環境の創造：健康に対する社会・生態学的アプローチに基づいて、自然環境や天然資源の保存に努めること。仕事や余暇が健康の源であり、社会が労働を組織化することで健康な社会の創造に貢献すること。

・コミュニティ活動の強化：コミュニティのなかで自助や社会的支援を強め、健康課題に対する住民参加を強めるシステムを開発すること。そのために必要な資金援助と健康情報に対するアクセスを確保すること。

・個人的スキルの開発：人々が学ぶことができ、人生を通じて各ライフステージに応じた備えができ、慢性疾患や傷害に対処できるようになること。これを、学校や家庭、職場やコミュニティの場で促進すること。

・保健医療サービスの見直し：臨床的・治療的サービスの提供にとどまらず、ヘルスプロモーションの方向に移行していくこと。より健康的な生活のための個人やコミュニティのニーズを支援し、健康医療部門とより広範な社会・政治・経済・自然環境部門との交流を進めること。

この考え方と臨床医学モデルとの違いをもう一度整理すると、臨床医学モデルは個々人のリスクを評価して介入するという点で、「公衆」衛生とは言いながら「個別」対応をする面が強かった（だから「臨床医学モデル」と呼ばれたのだろうか）。それに対して、オタワ憲章は、健康の社会的決定要因に着目し、すべての公共政策との協働のもとで、健康づくりを支える社会環境を整えることにより、「個人も社会も健康にしよう」というメッセージを世界に与えたのであった。

健康日本21と公衆衛生モデル

オタワ憲章が制定されて以来、社会モデルに基づく公衆衛生が世界中で展開されている。日本でも、２０００年に始まった国民健康づくり運動「健康日本21」において、ヘルスプロモーションの立場が強く打ち出された。

健康日本21は、「健康寿命の延伸」と「壮年期死亡の減少」を大目標に掲げ、それに関わる健康上の諸指標について現状数値と10年後の目標数値を示して、目標の達成に向けて国民全体で健康づくり運動を展開しようというものであった。これは、ともすれば課題（問題）解決に終始しがちであった行政の健康づくり施策を、「目標志向型」に切り替えた点で画期的な試みであった。また、健康づくりの担い手として、国・地方の行政だけでなく、健康づくりに関連する専門組織や団体、企業や住民組織まで健康づくりの主体を拡げ、幅広い国民運動を展開しようとした点でも画期的であり、ヘルスプロモーションについても多くの重要なことが書き込まれている。

以下、２０１３年に始まった健康日本21（第二次）と比較することもあるので、その区別を明確にするため、２０００年に始まった健康日本21を「健康日本21（第一次）」と表記させていただく。

図2-4 健康日本21（第一次）の概念図

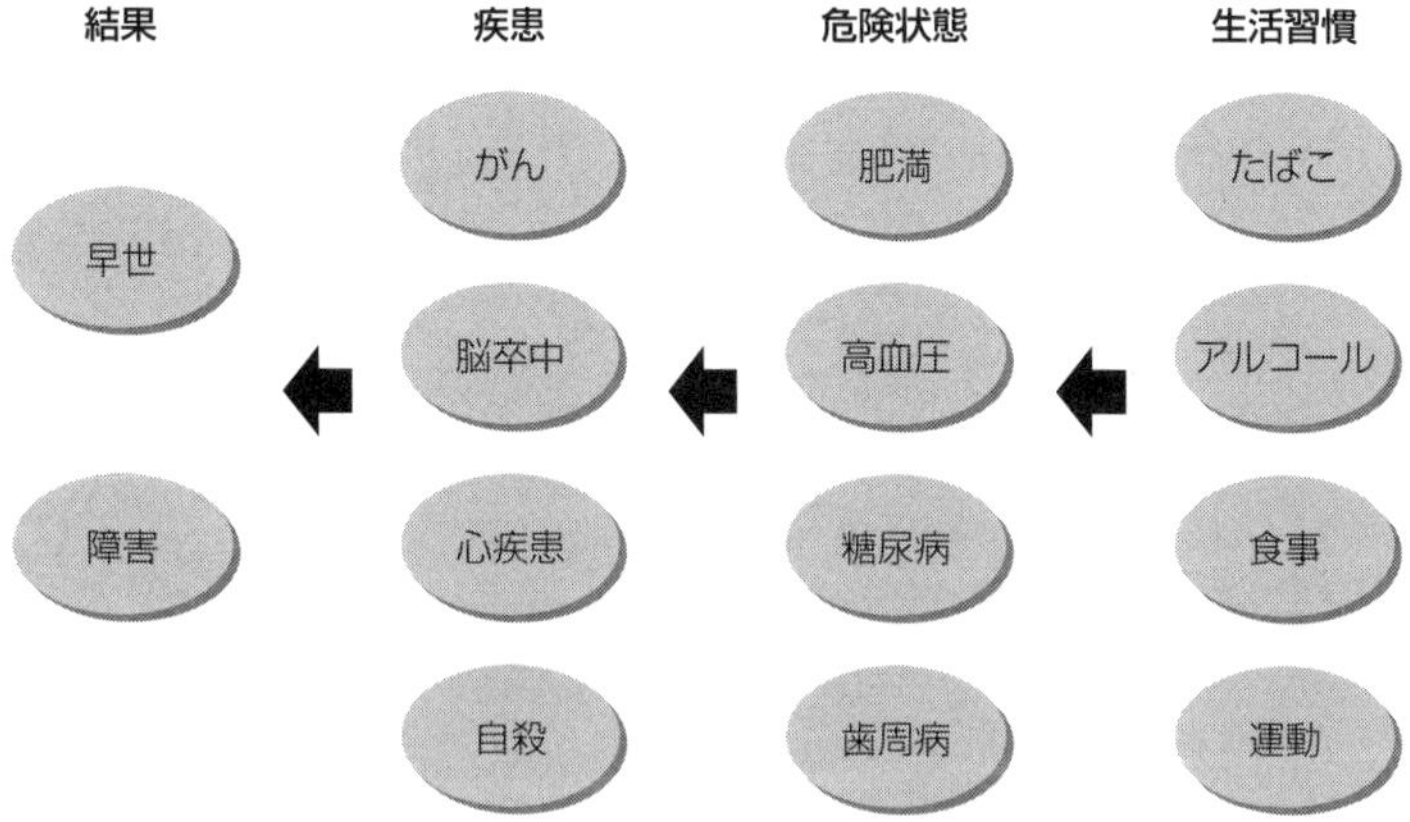

（厚生労働省「21世紀における国民健康づくり運動（健康日本21）について」，2000年）

私は、健康日本21（第一次）と健康日本21（第二次）の両方で、計画策定委員を務めさせていただいた。その経験から言えることであるが、ヘルスプロモーションに対する理解は第一次から第二次までの間にかなり深まり、具体化された。それは、両計画の概念図を比べてみると分かる。

健康日本21（第一次）の概念図［図2-4］を見てみよう。

「結果」の欄に、「早世」と「障害」が挙げられている。要するに、早世を減らし、高齢期の障害を減らすことが大目標である。

それを達成するには、早世や高齢期障害の原因となる「疾患」を減らさなければならないので、「がん・脳卒中・心疾患・自殺」の減少が中目標となる。

そして、これらの疾患を減らすには、その原因となる「危険状態」を減らさなければならないので、「肥満・高血圧・糖尿病・歯周病」の減少が小目標となる。

さらに、これらの危険状態を減らすには、その原因となる「生活習慣」を改善しなければならないので、「たばこ・アルコール・食事・運動」が挙げられている。

これは実に明解な話である。健康づくりは、このように進めるべきであろう。しかし、ヘルスプロモーションの視点から図2-4をあらためて眺めると、これは個人の取り組みについて言及したものであって、「社会環境をどう変えるか」といった視点がないことに気づく。言ってしまえば、健康日本21（第一次）は、「臨床医学モデル」から抜け出せていなかったのである。

一方、健康日本21（第二次）では、ヘルスプロモーションの視点が明確に示されている。その概念図を図2-5に示す。つまり、国民健康づくり運動というものを、「個人」と「社会」という2つの軸で捉えたことに特徴がある。

「個人」の軸では、個人の生活習慣の改善（リスクファクターの低減）を通じて、生活習慣病の発症予防・重症化予防を図るとともに、社会生活機能の維持・向上に努めるとした。

「社会」の軸では、健康づくりを支える社会環境を改善することを通じて、健康のための資源へのアクセス改善と公平性の確保を図るとともに、社会参加の機会の増加に努めるとした。

これらを通じて、個々人における生活の質の向上と社会環境における質の向上を図り、もって健康寿命の延伸と健康格差の縮小を実現させて、健やかで心豊かに生活できる活力ある社会の実現を目指すということが、健康日本21（第二次）の基本理念である。

これこそ、まさにヘルスプロモーション理論を具体化したものであり、日本で初めて「社会モ

図2-5 健康日本21（第二次）の概念図

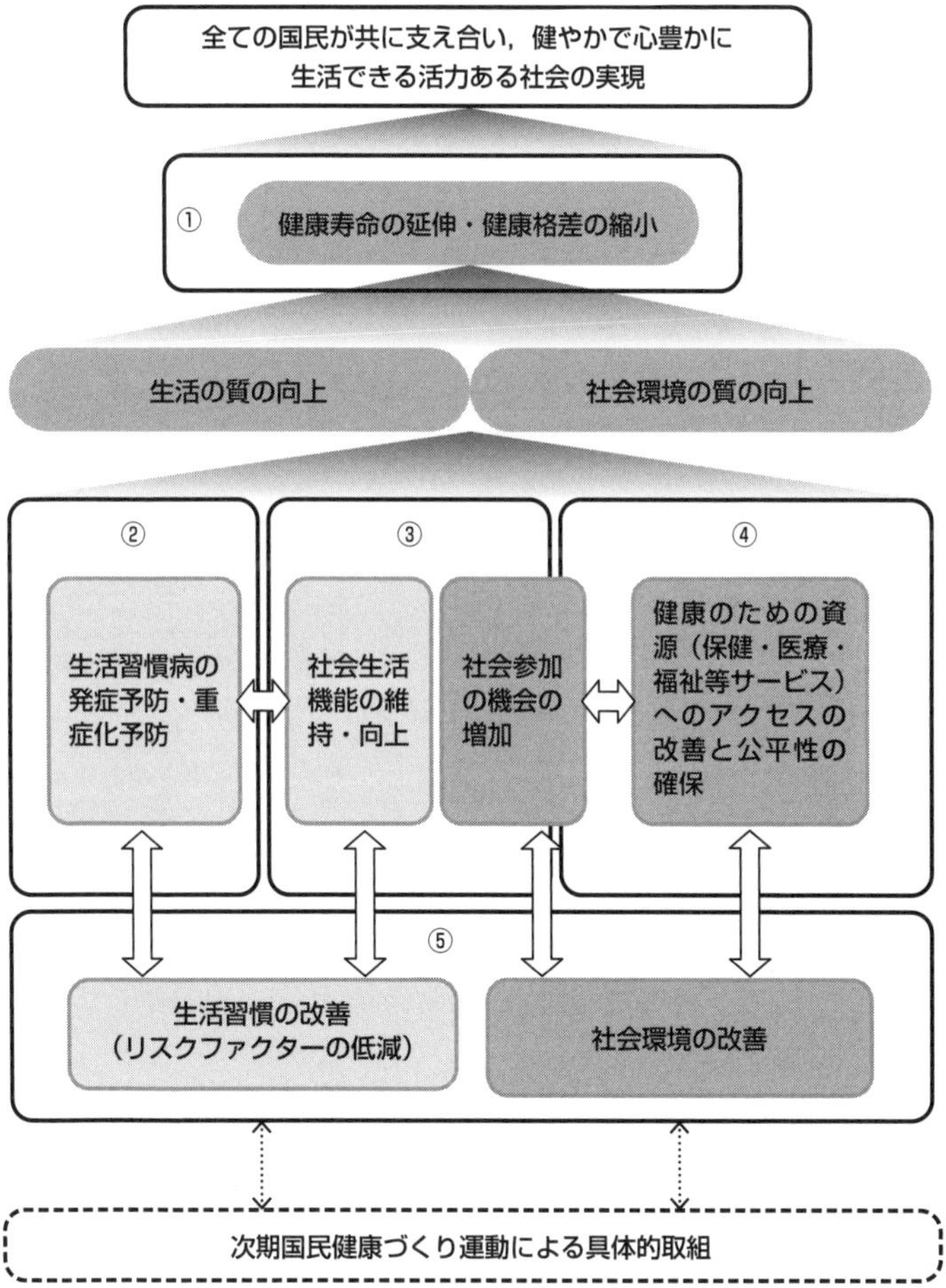

（厚生労働省「健康日本21（第2次）の推進に関する参考資料」，2012年）

デル」の公衆衛生を志向したものである。

臨床医学モデルから社会モデルへ

臨床医学モデルから社会モデルへの転換について、象徴的な話を紹介したい［図2-6］。

私がアメリカの公衆衛生大学院に留学したのは1980年であったが、その頃アメリカでよく読まれていた健康関連図書と言えば、1978年に出版された〝American way of life need not be hazardous to your health〟であった（図2-6：左写真）。これは、当時、アメリカのタバコのパッケージに書かれていた警告文〝Surgeon General determined that smoking may be hazardous to your health（アメリカ公衆衛生長官は、喫煙はあなたの健康に危害をもたらす恐れがあると断定した）〟という文章をもじったもので、「アメリカ人のライフスタイルは、健康に危害をもたらすものであってはならない」という書名になろうか。その表紙には、「肥った女性が、重いカバンを持ちながらトレッドミルを走って、心臓発作の予防に努める」というイラストが添えられていた。実はこのイラストも、当時有名であったイラストをもじったものである。それは、心臓発作のリスクを分かりやすく示すために、「肥った中年男性が、重いカバンを持ってレストランから寒い戸外に出た途端に、心臓発作を起こした」というイラストである。この本の表紙が伝えたかったことは、「(肥っていて、重いカバンを持ち歩いているような）心臓発作のリスクが高い人は、運動してリスクの軽減に努めるべきだ」というものである。

言い換えると、心臓発作を予防するためには、「個人の」生活習慣をどう改善するべきかとい

図2-6 臨床医学モデルから社会モデルへ

1978年
全米ベストセラー

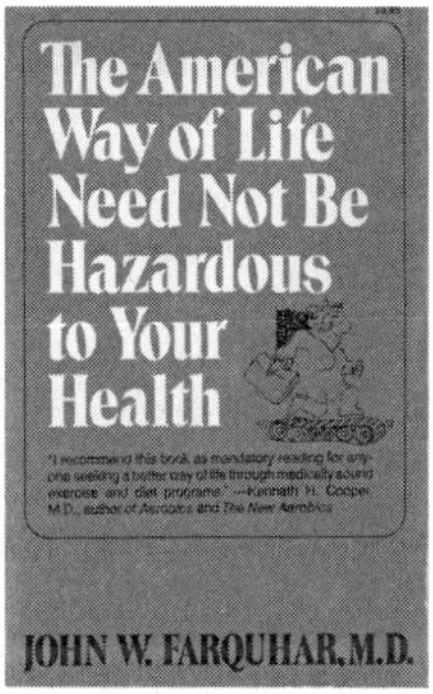

個人の生活習慣を改善

2011年
アメリカ公衆衛生学会総会テーマ

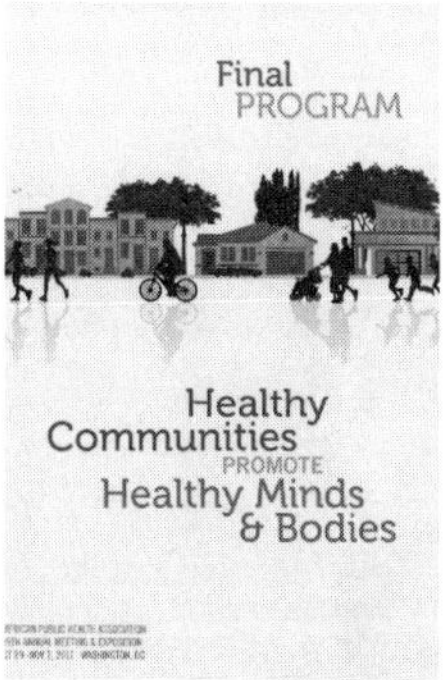

コミュニティを改善

う視点で、その本は一貫して書かれていた。

一方、図2-6の右の写真は、2011年のアメリカ公衆衛生学会総会のテーマであるが、"Healthy communities promote healthy minds and bodies（健康なコミュニティが健康な心と身体を促す）"というものである。つまり、コミュニティを改善することで人々を健康にしようとする視点が明確に掲げられている。「個人」に対する介入から「社会・コミュニティ」に対する介入へ、公衆衛生のパラダイムが大きく変わろうとしている。

要するに、公衆衛生の「社会モデル」とは、個人の健康に関わる社会環境を改善し、健康な社会の創成を通じて、人々を健康にするものである。そのために、以下のことを行う。

①健康格差の是正と社会生活を営む機能の向上に関わる活動を行う。

②社会環境の整備により、人々の生活行動と健康レベルを改善する。
③そのため、すべての公共政策に健康の視点を置くよう、要請する。

③は、WHOが「すべての政策に健康の視点を〝Health in All Policies（H・iAP）〟」として近年主張を強めているものであるが、それについては後で詳しく述べることとする。

1つだけ、誤解のないように付け加えると、社会モデルは、臨床医学モデルを否定するものでない。生活習慣改善や早期発見・早期治療を重点とする臨床医学モデルは、すでに述べたように、NCDの制圧に大きな成果をあげた。一方、健康格差や社会環境といった視点がなかったという限界があったわけで、社会モデルは臨床医学モデルの技術を活用しつつ、その限界を乗り越えて、ヘルスプロモーションを目指すものである。これは、他のモデルにも当てはまることである。構造モデルや生物医学モデルは決して時代遅れのものではなく、今日でも重要な役割を果たしているのである。

次に、社会モデルの必要性と有効性について述べたい。第1に、社会環境が個人の行動と健康を規定することについて、「歩行」と「喫煙」を例に述べたい。第2に、社会環境を変えると疾病リスクも変わることについて、「受動喫煙防止法」が入院リスクや死亡率に及ぼす影響を紹介したい。第3に、社会モデルには健康格差を減らす効果があることの例として、教育水準の違いによる「う歯（むし歯）」数の格差が、日本よりもアメリカで少ないことを紹介したい。

1日の歩数は社会環境で決まる

厚生労働省「平成22年 国民健康・栄養調査」は、さまざまな生活習慣について都道府県比較を行っている。そのうち、成人男性の1日あたり歩数の都道府県別平均値を図2-7（次頁）に示す。歩数が最も多いところは兵庫県で、東京都、神奈川県、奈良県、千葉県、岡山県、大阪府、埼玉県と続いている。

なぜ、これらの都府県で歩数が多いのであろうか？ それは、バスや地下鉄などの公共交通が発達しているために、通勤や通学などで自動車を使う機会が少ないからであろう。つまり、日常生活のなかに歩行が組み込まれているのである。そのような社会環境に暮らしていると、とくに意識することなく歩いてしまう。すなわち、人々がどれくらい歩くかということは、個人の意識よりも社会環境の影響の方が大きい。

歩行が冠動脈疾患（心筋梗塞・狭心症など）の予防に役立つことが分かってから、半世紀が経つ。これは、イギリスのモリス博士が、ロンドン・バスの運転手と車掌とを比べた観察から分かったことである[1]。イギリスは階級社会であり、階級ごとに就く職業はだいたい決まっている。その意味で、バスの運転手も車掌も同じ階級の出身であり、学歴も収入も、そして生活習慣も似通ったものであった。唯一の違いは、バスの運転手は1日中座って仕事をするのに対して、車掌は切符を売るためにバスの1階と2階とを行ったり来たりする。つまり、仕事中の運動量が大きく異なっていたのである。

そこで、ロンドン・バスの運転手と車掌約5万人（35歳から64歳）を対象に、1949年から

図2-7 1日あたり歩数（男性20歳以上）の都道府県別平均値

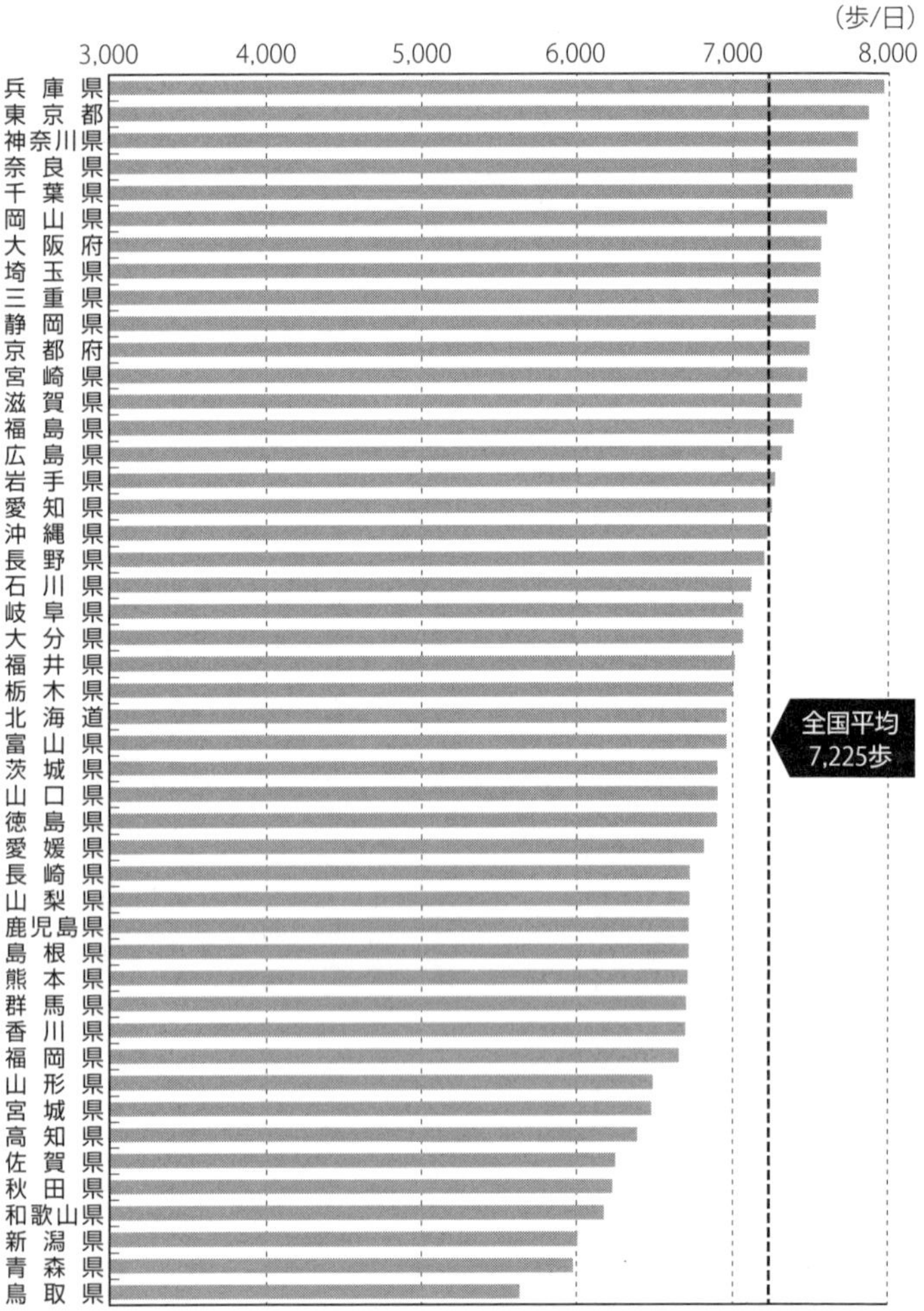

（厚生労働省「平成22年 国民健康・栄養調査」，2012年）

1950年までの1年間で、冠動脈疾患の発生状況を調査した。その結果、冠動脈疾患の発生率（1000人あたり）は、運転手2・7に対して車掌1・9であり、後者の方が3割も低かったのである。しかも、同じ冠動脈疾患でも、後者の方がはるかに軽症（発症から3か月以内の死亡率が約2分の1）であった。

この事実に直面したモリス博士らは、「（冠動脈疾患が車掌で少ないと言うよりも）運転手は路上運転時に精神緊張を強いられるから、そのストレスのために冠動脈疾患が増えたのかもしれない」と考えて、今度は郵便局の事務員と配達員との間で比べてみた。すると、冠動脈疾患の発生率は、配達員の方が3割ほど低かった。この2つのデータから、「歩くことが冠動脈疾患のリスクを低下させる」という結論が出された。

もう1つの例を示そう。大阪ガスは、ある年の職員健診で、通勤時の歩行時間を尋ねた[12]。その時点で正常血圧であった35歳から60歳までの男性職員約6千人を、約10年間追跡して、高血圧になったかどうかを調査した。その結果、通勤で歩く時間が長い職員ほど、高血圧の新規発生率は低かったという。片道の歩行時間が10分以下のグループに比べて、21分以上のグループでは、高血圧の新規発生率が3割も低かったのである。わずか10分の違いが積もり積もって、高血圧の発生を3割も予防できた。

2つの観察に共通することは、2点ある。1点目は、歩くだけで、高血圧や冠動脈疾患はかなり予防されるということである。2点目は、歩くことを日常生活にビルトインすることの大切さである。ロンドン・バスも大阪ガスも、たくさん歩いた人たちは、勤務のために歩いていただけであった。つまり、職務内容や通勤のなかに歩くことが組み込まれているので、意識することなく歩いた（だから長続きした）のである。これは、歩くことを日常生活にビルトインするような社会環境を創り上げることがいかに大切かを物語っている。

ある自動車会社で聞いた話であるが、従業員の駐車場は勤務する工場ごとに指定されていて、その工場から最も遠く離れた場所が充てられるという。これなどは、モータリゼーションと歩行との調和の一例と言えよう。

日本で喫煙率が減った理由

この10年間、日本人の生活習慣で最も改善したものは、喫煙率の減少ではなかったかと思う。健康日本21がスタートした２０００年からの10年間で、成人の喫煙率は、男性で47・4％から32・2％へ、女性でも11・5％から8・4％へと、それぞれ3分の1ほど減少した［図2-8］。

その要因として、個人に対する禁煙教育の普及、禁煙療法の進歩といったことは勿論ある。しかし、それ以上に、社会環境の変化の方が重大なインパクトをもたらしたと思われる。

この間の喫煙対策の進歩を振り返ると、２００２年に制定された健康増進法により、公共空間での受動喫煙防止が努力義務とされ、全国のデパートやホテルのロビーから灰皿がなくなった。同年、東京都千代田区で「安全で快適な千代田区の生活環境の整備に関する条例」が制定され、罰金を科する「路上禁煙地区」が指定された。また、和歌山県では公立学校すべてにおいて敷地内禁煙が実施された。これらの取り組みは、やがて全国に拡がっていった。

図2-8 日本の成人喫煙率の推移

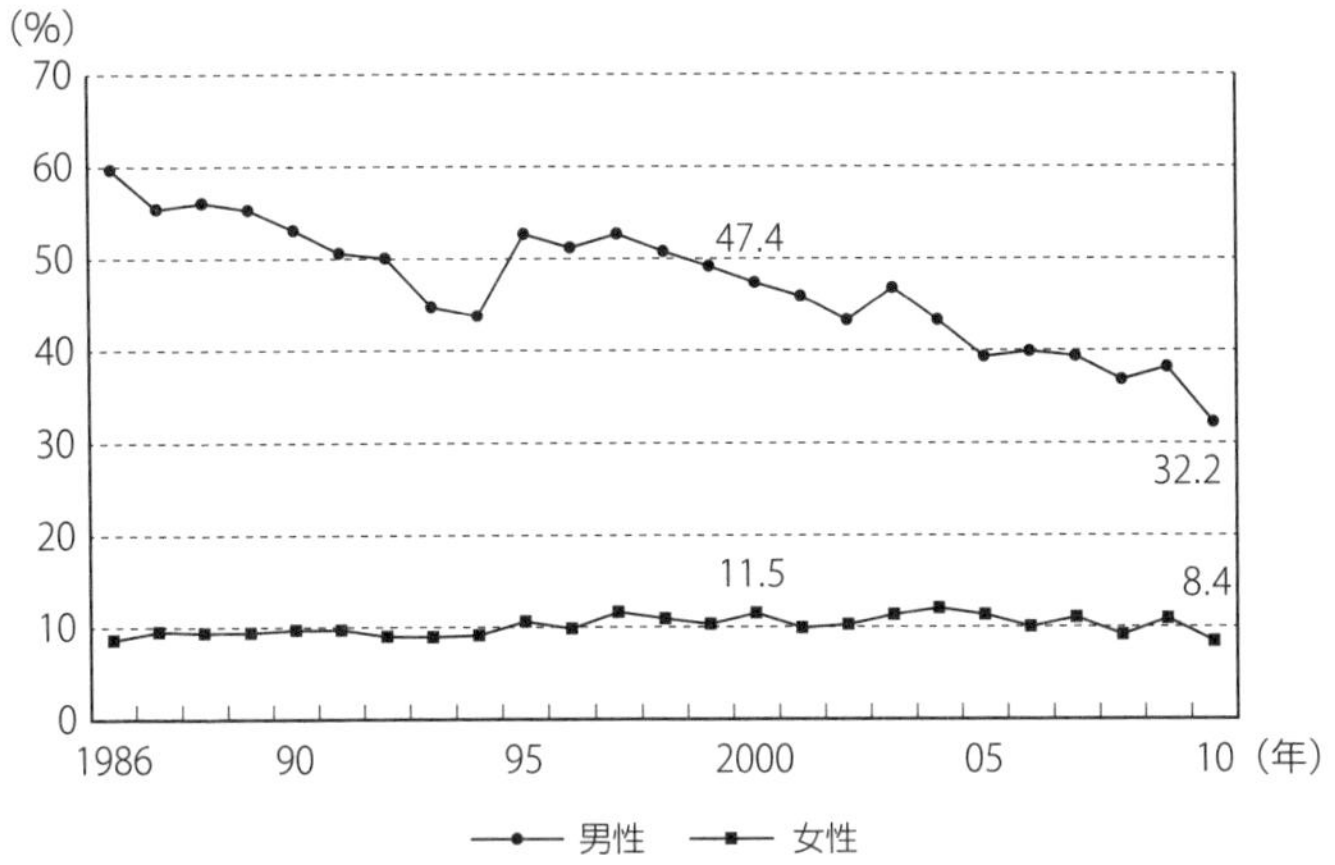

(厚生労働省「平成22年 国民健康・栄養調査」, 2012年)

2003年には、厚生労働省が「新たな職場における喫煙対策のためのガイドライン」を作成し、全国の自治体や事業所で受動喫煙防止対策が強化された。同年、大分県で初めてタクシーが全車禁煙となり、それが全国に拡がった。

この間、全国の公共交通機関や公共施設で禁煙・分煙が進み、喫煙者が自由にタバコを吸える空間は確実に狭まっていった。悪い冗談だが、このような言い方がされるようになった。

「かつては、タバコを吸う人は、禁煙できない意志の弱い人間だと思われてきた。しかし、いまは違う。これほどタバコを吸いづらくなっても吸い続けるとは、なんと意志が強いことか！」

2006年には、禁煙治療がニコチン依存症管理料として保険適用となり、さらに実施医療機関では敷地内禁煙が義務付けられた。そして2010年には、タバコ税の引き上げにより、大幅な値上げが行われた。

このように、タバコを吸いづらい環境が拡がっていくと、タバコを吸うことがあまり楽しいものではなくなり、禁煙に対する動機づけが高まってきたのであろう。法律や制度、社会環境が個々人の生活習慣に及ぼす影響は、実に大きい。

さらに言えば、社会環境の整備により喫煙率が低下した結果、われわれの社会環境も（空気がきれいになり、路上の吸い殻も減ったことで）さらに改善した。つまり、個人の健康づくりを支える環境づくりを行った結果、個人だけでなく社会までもが健康になったのである。

この成功体験があったからこそ、健康日本21（第二次）では「健康を支え、守るための社会環境の整備」ということを打ち出した。タバコの成功体験を、他の分野にも拡げたい。それが健康日本21（第二次）のモチーフの1つなのである。

半年で入院患者を2割減らす方法

現在、医療費の高騰を抑えるために、入院医療の制限（病床削減・外来手術の実施・入院期間の短縮など）が国を挙げて行われている。その是非は言わないとして、それ以外にも入院患者を減らす方法はある。しかも、保健医療費や行政費用をかけることなく、入院（とくに呼吸器・循環器疾患による入院）を半年以内で2割も減らす方法がある。その方法は日本以外の国では常識となっているが、日本ではまったく行われていない。

その方法とは、「受動喫煙防止の法制化」である。

外国の例を示そう。アルゼンチン政府は、WHOの「たばこ規制枠組条約」に締約するに当たって、公共空間での受動喫煙を防止する法律を制定するよう各州政府に勧告した。アルゼンチンは連邦制国家で、州や市レベルの自治権は相当強い。そのため、連邦政府の勧告に対する対応は、自治体によりさまざまであった。

サンタ・フェは最も厳格な対応をとり、職場やレストラン・バーでの喫煙を完全に禁止する法律を2005年6月に制定し、それが確実に行われるように職場やレストラン・バーに説明して理解を求めたり、実際の対応を確かめたりするのに1年余の準備期間を設けて、2006年8月に完全禁煙法を施行した。

一方、ブエノス・アイレスが制定した法律は実に緩いもので、職場やレストラン・バーに（換気装置のある）喫煙所を設置して、そこで吸わせるという規制を2006年10月に始めた。「緩い」とは言っても、日本の職場やレストラン・バーでは、そのレベルにすら達していないところも多いので、われわれには「緩い」と言う資格がない。

サンタ・フェもブエノス・アイレスも、法制化以前の喫煙率は同レベルで、急性冠症候群（狭心症・心筋梗塞など）による入院率にも差はなかった。では、受動喫煙防止について、最も厳しい法律を制定したサンタ・フェと最も緩かったブエノス・アイレスとで、法施行後の入院率はどのように変化したのかを見てみよう［図2-9、次頁］。

このグラフは、急性冠症候群による入院率の月次推移を、両自治体の間で比べたものである。[13]

図2-9　受動喫煙防止法施行前後の急性冠症候群入院率の推移

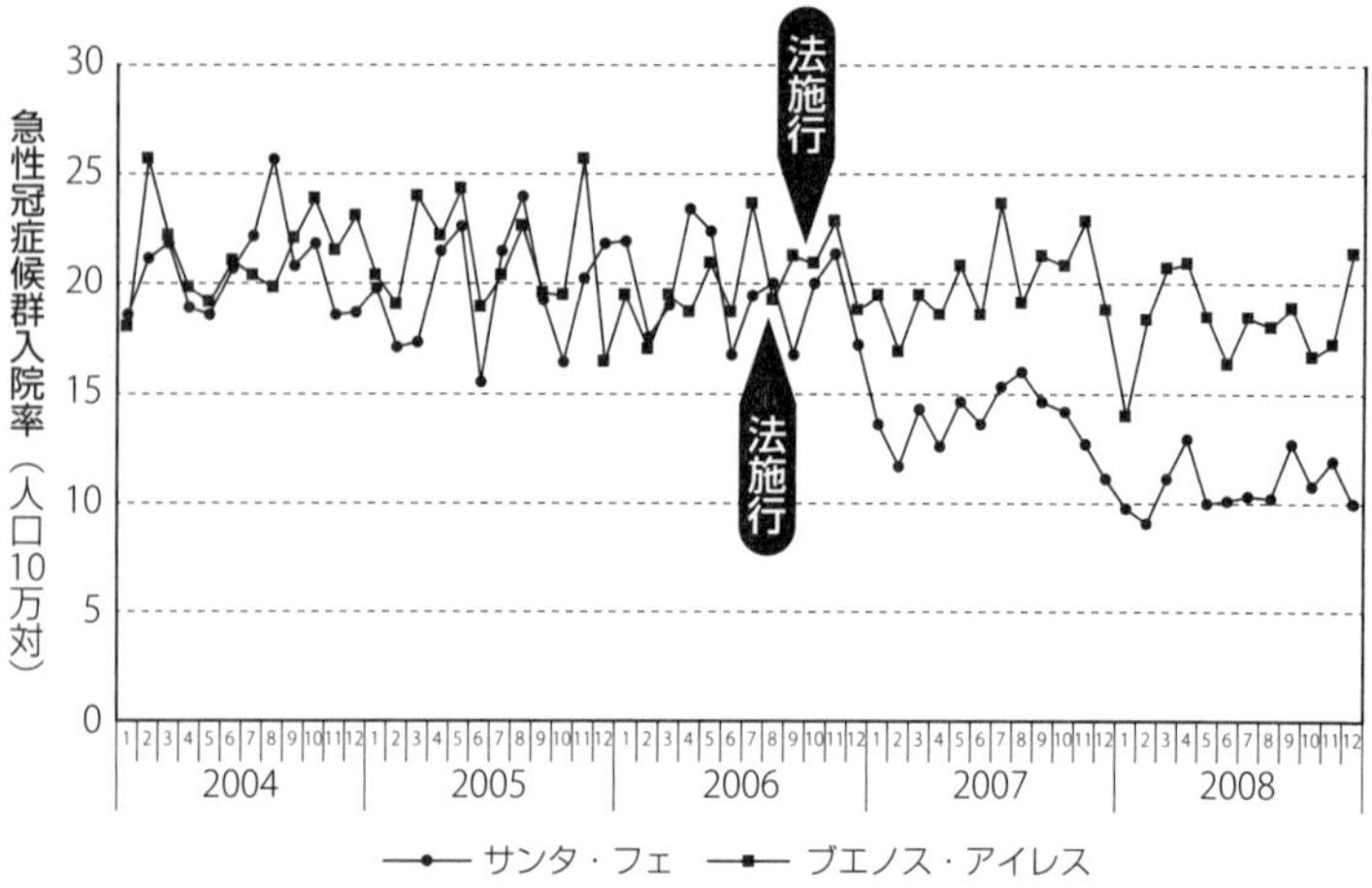

（文献13より）

法施行以前は、急性冠症候群の入院率は、両自治体で長期にわたって重なり合っていた。

ところが、サンタ・フェでは、公共空間での完全禁煙法の施行から5か月後の2007年1月から、急性冠症候群による入院率は約3割減少し、その後も低いままの状態が続いている。

一方、ブエノス・アイレスでは、公共空間での分煙法の施行前後で、急性冠症候群による入院率に変化は見られていない。

実は、この種の研究はメタアナリシス（複数の研究データを集積・統合して解析することにより、さらに妥当性の高い結論を得ようとする研究）の対象になるほど、すでに多数行われている。図2-10は、循環器研究では世界屈指の専門誌『サーキュレーション』に掲載された論文の結果である。[14] この研究では、職場・レストラン・バーなどでの喫煙を禁止

図2-10 公共空間禁煙と入院リスク減少

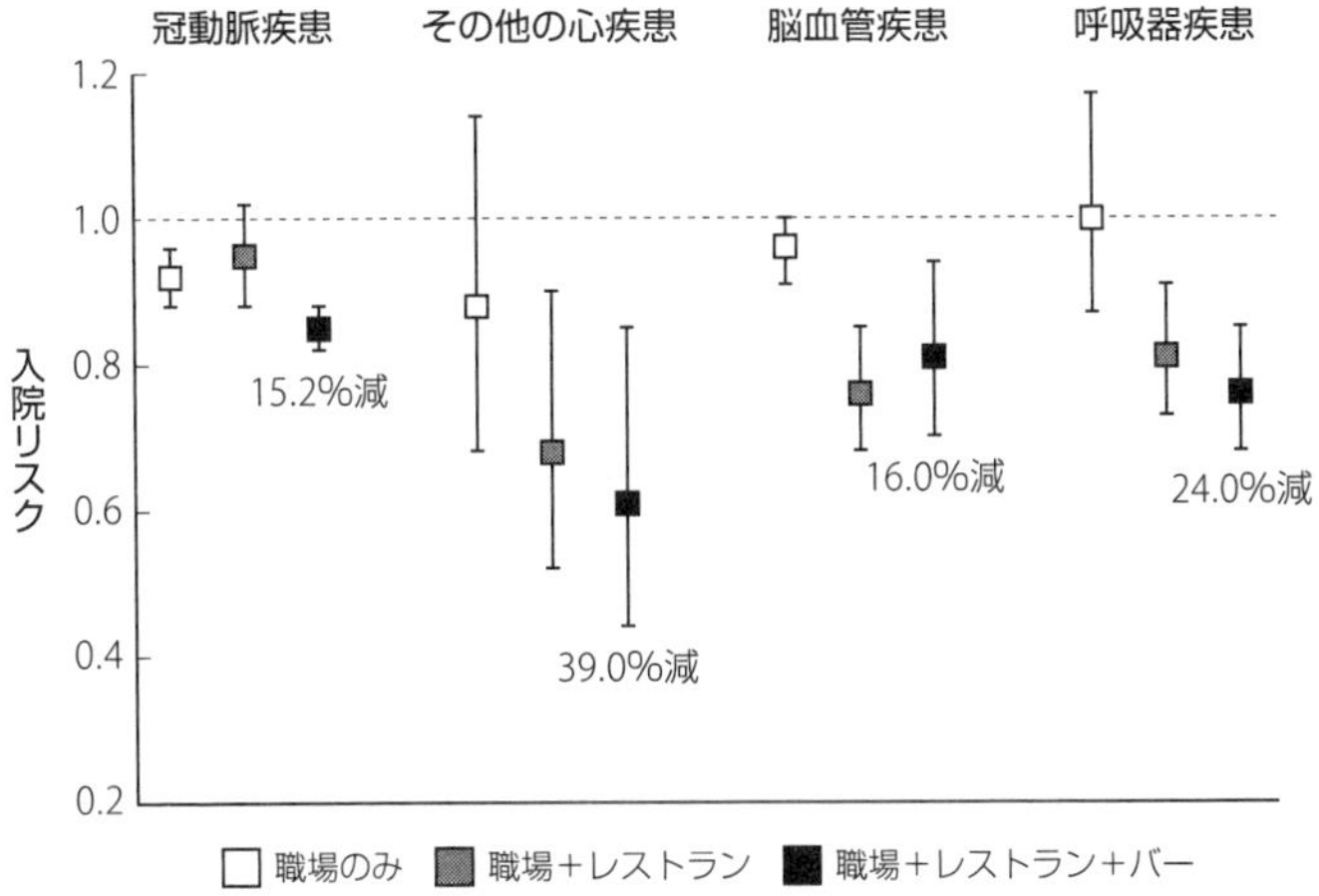

（文献14より）

する法律の施行前後で、心・脳血管疾患と呼吸器疾患による入院リスクの変化を分析した、12か国・45件の研究結果を集積・統合してメタアナリシスを行っている。

研究を実施した国は、アイルランド、アメリカ、アルゼンチン、イギリス、イタリア、ウルグアイ、カナダ、スイス、スペイン、ドイツ、ニュージーランド、フランスであった。残念ながら、日本でこの種の研究は行われたことがない。

図2-10では、入院の原因疾患として、冠動脈疾患・その他の心疾患・脳血管疾患・呼吸器疾患という4つが挙げられている。すべての疾患に共通して、禁煙の範囲が「職場のみ」「職場とレストラン」「職場とレストランとバー」と拡大するにつれて、入院リスクの減少率も顕著になっている。禁煙措置をとる前に比べて、「職場とレストランとバー」を

禁煙にした後では、冠動脈疾患の入院は15％減少、その他の心疾患の入院は39％減少、脳血管疾患の入院は16％減少、呼吸器疾患の入院は24％減少と、有意な差が見られたのである。

入院が減ると、当然、医療費も減る。たとえば冠動脈疾患医療費の減少率は、9・6％（アメリカミシシッピ州スタークビル）から20・1％（ドイツ）まで、さまざまな報告がある。[14]

このように、社会環境を変えることは、人々の健康レベルと国民医療費に大きな影響を及ぼすものである。その意味で、タバコ対策後進国である日本には、今後さらに人々を健康にし、医療費を適正化できる余地が大いにあると言える。

社会モデルは健康格差を減らす

歯科の二大疾患と言えば、う蝕と歯周病である。う蝕とは、歯質の脱灰により歯の実質が欠損した状態と定義される。う蝕された歯のことを、う歯（またはむし歯）と言う。

う蝕のリスクは、社会経済格差と関係する。所得や教育水準が低い者、親の所得や教育水準が低い子どもで、う歯の本数が多くなることは、国内外で共通している。自ら口腔ケアを実施する頻度、歯科医を受診できる機会、食べ物（砂糖の量など）が関係すると考えられている。

う蝕の予防は、ブラッシングが基本である。そしてもう1つ、日本では行われていないが（いまだに賛否両論が続いているが）、欧米の多くで行われているのが、水道水へのフッ化物添加である。低濃度のフッ化物の入った水道水を飲用して、う蝕を防ぐのである。

このことを私が初めて知ったのは、初期研修医のときである。東北大学を卒業して、私は横須賀の在日アメリカ海軍基地のなかのアメリカ海軍病院でインターンとなった。医師もコメディカルもアメリカの軍人で、アメリカ軍の将兵とその家族の健康を守る一方、日本の医学部を卒業したばかりの医師6人にアメリカ医療を教えてくれた。

あるとき上司の医師と雑談をしていたら、「なぜ日本では、水道水にフッ化物を添加しないのか?」と尋ねられた。何のことか分からず説明を求めると、アメリカでは、う蝕予防のために水道水にフッ化物を添加しているところが多いとのこと。そこで、フッ化物添加について調べてみた。

アメリカの疾病管理センター(CDC)が、2004年に一般向けに公表したパンフレットによると、世界60か国、約4億人(1・7億人のアメリカ人を含む)がフッ化物の添加された水道水を飲んでいる。これにより、う蝕の発生リスクが60%ほど低下するという。しかも、う蝕を防ぐ方法として、他にもフッ化物の添加された歯磨き剤・含嗽剤があるが、それよりはるかに安価なのだ。

日本では、フッ素を過剰摂取したときの副作用(斑状歯など)のリスクをめぐって、反対派と賛成派との議論がいまだ続いており、水道水へのフッ化物添加を実施している自治体はない。

しかし、アメリカの公衆衛生では、水道水へのフッ化物添加が高く評価されている。CDCは、20世紀の公衆衛生が成し遂げた10項目の成功をリストアップしている[表2-1、次頁]。その1つが「水道水へのフッ化物添加」であり、20世紀後半にアメリカ人のう蝕が減少したことの最大の要因であると述べている。(15) 表2-1を見ると、フッ化物添加以外の9つは、日本でも普通に行われて

表2-1　20世紀の公衆衛生が成し遂げた10項目の成功

・予防接種の普及
・自動車の安全性の向上
・職場における安全性の向上
・感染症の征圧
・冠動脈疾患と脳血管疾患の死亡率減少
・より安全で健康的な食物
・母子保健の改善
・家族計画の普及
・水道水へのフッ化物添加
・タバコ対策の進展

（文献15より）

いることが分かる。その一方、フッ化物添加の評価だけが日米でこれほど異なるのは何故なのか、正直言って私には分からない。

アメリカ人が、水道水へのフッ化物添加をこれほど高く評価するのには理由がある。それは、安価で国民の健康を改善できることに加えて、健康格差をも縮小してくれるからである。所得や教育水準が低い者、親の所得や教育水準が低い子どもほど、う歯の本数が多くなることは、すでに述べた通りである。

そこで、WHOの国際共同研究により、親の教育水準と平均う歯数（12歳から13歳児）との関係を3国（日本・アメリカ・ポーランド）で比較した結果を図2-11に示す。[16]

まず、平均う歯数が国によって大きく異なっている。親の教育水準が中等のレベルどうしで比べると、アメリカが最も少なくて平均0・6本、日本が1・3本、ポーランドが2・0本の順であっ

図2-11 親の教育水準とう歯数との関係

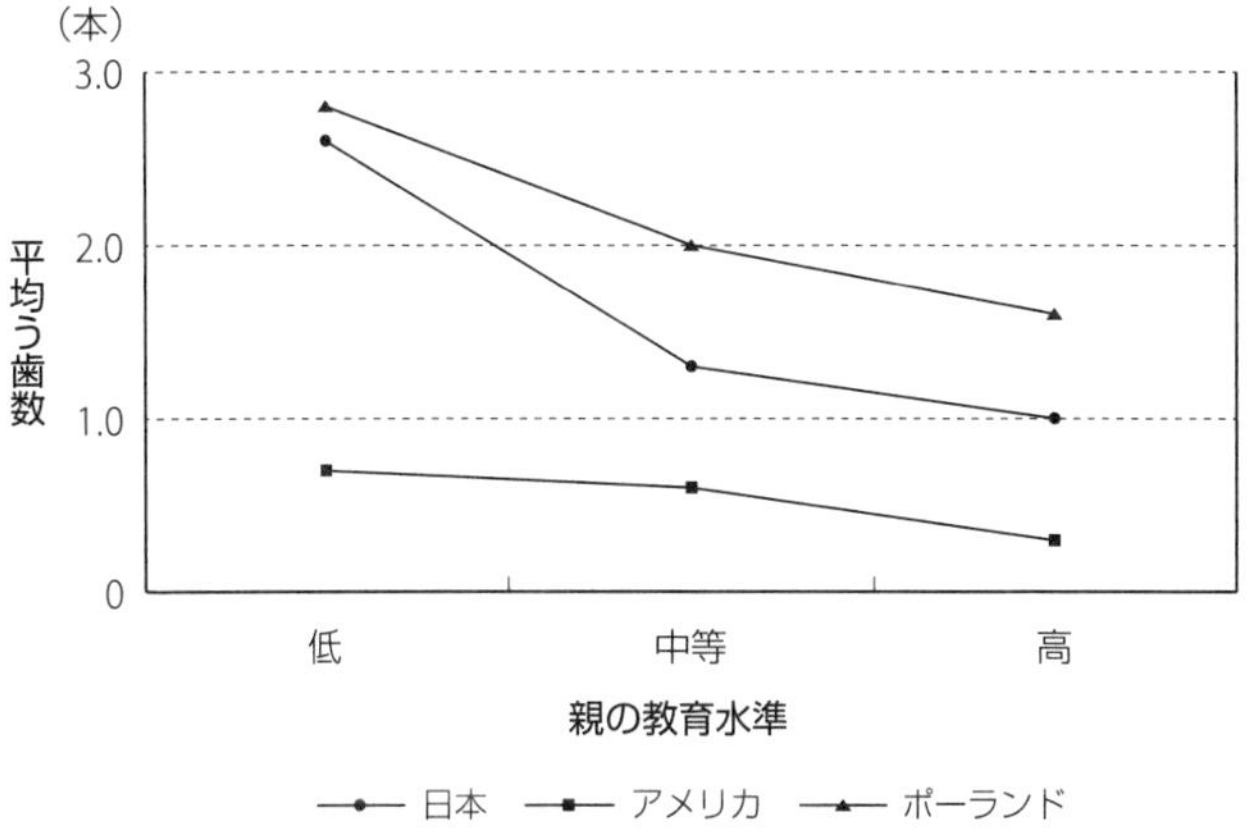

(文献16より)

た。そして3国に共通して、親の教育水準が低い者ほど、平均う歯数は増えていく。

しかし、その増え方は国によって異なる。高学歴と低学歴との間で平均う歯の数を比べると、日本・ポーランドでは1本以上の差があったのに対して、アメリカでは0・4本の差しかなかった。「格差大国」と言われるアメリカで、う歯数の格差が最も少なかったのである。

アメリカと日本・ポーランドとの相違は、水道水にフッ化物添加をしているかどうか、である。つまり、水道水へのフッ化物添加が社会格差と健康格差との連鎖を断ち切ったのだ。

なぜであろうか?

富める者も貧しい者も、水道水は飲む。そこにフッ化物を添加すると、その効果は富める者にも貧しい者にも同様に現れる。だから格差は生じない。これが、社会モデルの強みである。

一方、臨床医学モデルに基づいてブラッシングをしたり、フッ化物の添加された歯磨き剤・含嗽剤を日常的に使ったり、歯科医に定期的にチェックしてもらったりするかどうかは、個人の意志や努力、購買力（所得水準）、医療保険（歯科までカバーすると、保険料は高くなる）などさまざまな要因が関わってくる。これらの要因はすべて、低所得者ほど不利に働く。だから格差は拡大する。つまり、う蝕予防の心得をどれほど熱心に伝えたとしても、それを実践できるかどうかは個々人の抱える背景要因（学歴・所得・ヘルスリテラシーなど）で異なる。その問題を考えずに、う蝕予防対策を進めても、社会経済格差と「う蝕格差」との連鎖は強まるばかりである。

実は、これが臨床医学モデルの大きな限界であった。すでに述べたように、臨床医学モデルは、個々人の生活習慣リスクを発見して、その改善指導を個々人に行う（意識的な努力を個人に求める）ものであった。しかし、それを実践できる者と実践できない者がいる。それは個人の意志の強さだけで説明できない。禁煙にしても運動にしても栄養改善にしても、その実践状況はそれぞれの個人がもつ社会経済的背景によって大きく異なり、低所得者ほど実践できない者が多い。それには、すでに述べてきたような事情があったからである。その問題に目を向けずに、臨床医学モデルの公衆衛生を推進したところで、社会経済格差と連動して健康格差は拡がる一方であろう。臨床医学モデルから社会モデルへと公衆衛生が進化していった理由の1つが、ここにある。

社会モデルは、社会環境を変えることにより、個々人を健康にするものである。その一例が、水道水へのフッ化物添加である。知らず識らずのうちに（口腔ケアなどに熱心な人も熱心でない人も）すべての人のう蝕が予防されていく。その結果、健康格差も是正されていく。これこそが、社会モデルの公衆衛生が目指すところなのである。

3 社会モデルの実践例

地域ぐるみで減塩を

アメリカのCDCが実施している、「地域での減塩プログラム（Sodium Reduction in Communities Program：SRCP）」について紹介したい。[17] これは、地域全体で人々が減塩食を選べる機会を増やすことにより、実際に塩分摂取量を地域全体で減らしていこうとする取り組みであり、2010年から全米各地で行われている。

まずはその背景から説明したい。2010年のアメリカ栄養ガイドラインによると、ナトリウム摂取の基準量は、1日あたり2・3g（食塩換算で5・8g）以下とされている。一方、ハイリスクの人たち（51歳以上の者全員、50歳以下でもアフリカ系アメリカ人・高血圧・糖尿病・慢性腎疾患のいずれかが該当する者）のナトリウム摂取量は、1日あたり1・5g（食塩換算で3・8g）以下が基準とされている。アフリカ系アメリカ人がハイリスクとされるのは、ナトリウム摂取で血圧が上がりやすい遺伝素因を有している者が多いからである。

しかし現実には、アメリカ人のナトリウム摂取の平均は、1日あたり3・3g（食塩換算で8・4g）であり、もっと摂取量を減らさなければならない。とはいえ、厚生労働省「平成24年国民健康・栄養調査」によると、日本人の1日あたりの食塩摂取量は、男性11・3g、女性9・

6gであることを深刻に悩む必要がある。

そこでCDCが考えたのは、個々人ベースで減塩を奨励することではなく、コミュニティぐるみの減塩運動である。これは、個人の努力には限界があるという認識によるものである。

アメリカ人が食事で摂取するナトリウムのうち、77％が調理済み食品や外食によって摂取されるという。それは、主食のパンにも、よく食べるハム・ソーセージやチーズにも、ナトリウムが添加されているからである。しかし、これらを自分で作る人は少ない。街で売られているものを買っているわけであるが、商品にナトリウム含有量が表示されることは少ない。一方、家庭での調理・味付けでのナトリウムは摂取量全体の5％、食卓塩は6％に過ぎないという。つまり、個人がどんなに減塩に心がけたとしても、その努力には限界がある。したがって、減塩に向けて社会環境を変えなければ意味がないと、CDCは判断したのである。

この77％という数値を、日本人に当てはめるのは無理であろう。まず、主食の米飯にナトリウムは添加されていない。むしろ、味噌や醤油のような調味料にナトリウムが多く、味付けとの関連が大きい。だから調理済み食品・外食が占める割合は77％ほど高くはあるまい。とはいえ、味噌汁や漬け物の消費量は減り続け、外食（弁当を含む）や調理済み食品を利用する機会は増えている。では、日本人が摂取するナトリウムのうち、何パーセントが調理済み食品・外食から入っているのか、栄養学の先生方に伺ってみたが、誰も分からないとのことであった。そのような研究が、日本では始まったばかりだという。

さて話を戻そう。アメリカの減塩プログラム（SRCP）は、以下のような介入を行ってコミュニティ全体での減塩を目指した。

・外食産業・配食サービス業者への介入：減塩メニュー（塩分の少ない食材・調理法の工夫など）の作り方の指導など。
・食品小売り業者（スーパーマーケットなど）への介入：塩分の少ない食材の優先販売（低価格化・陳列場所の工夫など）、商品に対するナトリウム・カロリー表示の徹底など。
・学校や官公署への介入：カフェテリアなどで健康的な食事のオプションを増やすこと、これらに積極的な業者と優先的に契約することなど。
・市民への啓発・キャンペーン：従来のメディアに加えて、フェイスブックなどのＳＮＳも活用して、どうすれば塩分の少ない食生活を送れるか、などについての周知。

ＳＲＣＰは、２０１０年に全米6か所で始まったが、ある配食サービス業者での塩分量を3年間で15％も減らすことに成功するなど、大きな成果をあげたため、２０１４年から第二次プログラムとして、さらに10か所（そのうち2つは州全体での取り組み）で新たに始めている。

全米チェーン産業も減塩へ

ニューヨーク市が先導役となって２００９年に始めた、「全米減塩運動（National Salt Reduction Initiative：ＮＳＲＩ）」を紹介したい[18]。これは、全米でチェーンを展開している外食産業・食品産業を対象に、各社が販売している食品に含まれる塩分を、（少しずつ）5年かけて25％減少させるという運動である。

この運動では第1に、参加企業を募る。第2に、参加企業は、自らが販売している食品（ハンバーガー・サンドウィッチ・チーズなど）について、減塩目標を設定する。具体的には、2009年のナトリウム含有量（たとえばハンバーガー100gあたり403mg、フライド・チキン100gあたり738mg）があるので、そのレベルから徐々に減らしていくことを宣言し、（5年後に25％減少する目標に沿った形で）2012年と2014年の目標値を自ら設定する。徐々に減らすのは、味が変わったことを消費者に気づかせない（あるいは、薄味に慣れてもらう）ためである。第3に、その目標が達成されているかどうか、各州の公衆衛生担当部局が各食品のナトリウム含有量を調査し、目標達成状況を公表する。

2012年調査では、NSRIに参加した企業24社のうち21社が目標を達成したという。そのうち、日本人にもお馴染みの企業名を紹介すると、ケチャップなどを製造するハインツ、チーズ・メーカーのクラフト、さらにスターバックスやサブウェイもある。他にも全米チェーンのファスト・フード店が名を連ねている。

これらを見ると、企業側の戦略も見えてくる。つまり、チーズやケチャップやサンドウィッチのような、塩分量が多いと考えられがちな商品を扱っている企業がこぞって参加しているのだ。おそらく、この運動に参加することで、自社商品の「不健康」イメージが払拭され、販売増につながるという読みがあったのであろう。実際、目標を達成した企業のリストが大々的に公表されるのだから、そのインパクトは大きい。

ＮＳＲＩの担当者によると、現在は、外食産業で提供される食品25カテゴリーと、食品製造産業で作られる食材62カテゴリーを対象としているが、今後も対象を増やす意向であるという。最終的に、アメリカ人が食べるほぼすべての食品・食材から、ナトリウム含有量を25％減らすことができれば、アメリカ人全体のナトリウム摂取量は約20％減ることになる（すでに述べたように、アメリカ人のナトリウム摂取量の77％が、調理済み食品や外食に由来するからである）。

もっと重要なことは、この過程で個人の努力は一切必要ないことである。外食産業や食品製造業者から提供される食品が徐々に減塩されるだけであって、消費者のナトリウム摂取量は知らず識らずのうちに（何の努力もしないで）減っていく。あえて言えば、アメリカで水道水を飲めば、知らず識らずのうちにう蝕が予防されるのと同じことである。したがって、社会経済格差が健康格差に連動することも少ない（とはいえ、ＮＳＲＩに参加している企業を見ると、全米チェーンのファスト・フード店のなかでも高級クラスが多いので、それなりの格差は発生するであろうが）。

さらに考えるべきは、ナトリウム摂取量が減少したときのインパクトである。ある推定によると、アメリカ人全体で１日あたりのナトリウム摂取量が１・２g減少すると（つまり現状より約35％減ると）、アメリカ人の死亡者数は年間９・２万人減り、医療費も年間２４０億ドル減るという。[18] ＮＳＲＩの効果規模（国民全体の１日あたりのナトリウム摂取量が０・７g減少）はこの推定より少ないけれども、それでも相当の効果が期待される。

ここで注目すべきは、保健医療費も行政費用も使わずに（ほとんどが参加企業の持ち出しで）、これほどの死亡者数減少と医療費節減が期待できるということである。公共空間の受動喫煙を防止することで、入院や医療費を減らせることはすでに述べた通りであるが、そこでも保健医療費や行政費用が必要とされる機会は少なかった。

このように、社会モデルによる公衆衛生は、保健医療費や行政費用をあまり使わなくても、国民を健康にして医療費を削減できるという特徴がある。これこそ、国や地方の財政や社会保障財政が危機に瀕しているところが、まず第1に行うべきことではないか。

宮城カルテ食堂の取り組み

外食産業に働きかけて地域ぐるみで減塩しようという取り組みは、日本国内でもいくつかの地域で行われている。

ここでは、仙台の事例を紹介したい。(19)「宮城カルテ食堂」とは、定食やコースで1食あたり600kcal以下・塩分3g以下のメニューを提供する飲食店を増やそうという取り組みである。NHKの「あさイチ」などでも紹介されたので、ご存じの方もいるかもしれない。

この取り組みは、NPO法人キューオーエルの横山英子理事長が代表を務める「医食同源プロジェクト」が、東北公済病院などの協力を得て行っているものである。

「宮城カルテ食堂」は、飲食店と協働するプロジェクトである。この取り組みは、飲食店に参加を募ることから始まる。参加する飲食店は、講座を受講しなければならない。その講座では、東北公済病院の医師・管理栄養士による講義（生活習慣病と食との関係などに関するもの）、低カロリー・低塩食の調理法に関する実習が行われる。それを受けて、それぞれの店で「1食あたり600kcal以下・塩分3g以下」のレシピを作成する。その際は、東北公済病院の管理栄養士が相談に乗る。レシピは認定審査委員会で審査され、そこで認められると「宮城カルテ食堂」認定店となり、店頭やホームページ、店のメニューに認定マークを掲載できる。

現在24店が認定を受けているが、一流ホテルのフレンチ・レストランから仙台の老舗店、かき料理や牛タンなど仙台名物の店、ラーメン屋やおでん屋、社員食堂など、多岐にわたっている。たとえば、あるフランス料理のフルコースでは、前菜2品、スープ、そしてメインが肉と魚それぞれ、さらにデザートとコーヒー（紅茶）が出て、総カロリーは587kcalで、総塩分量は3gである。フランス料理ならではの味わいもしっかりしているし、600kcal未満とは思えない満腹感をもたらしてくれる。

この取り組みは、客と店の双方にプラスをもたらしてくれる。客にとっては、たとえば高血圧や糖尿病の治療を受けている方でも安心して食事を楽しむことができる。店にとっては、「ヘルシー」なイメージを売り込むことができるし、新たな顧客を呼び込むこともできる。実際、地元の雑誌も「心と体を満たす　宮城カルテ食堂　カロリーと塩分を抑えた美食メニュー」という特集を組んで、いくつかの店のメニューを写真付きで紹介していた。

異分野との連携で進む健康づくり

さて、私が宮城カルテ食堂のことを紹介する度に、「先生も関わっているのですね？」と問われるのだが、実は私は「応援団」の1人でしかない。もっと言えば、この取り組みに公衆衛生サイドはほとんど関わっていない。

代表の横山氏ご自身は、医療関係者との知り合いは多いものの、本職は建築管理事務所の社長で、仙台青年会議所の理事長を務められた財界人である。医療面のバックアップに当たられた東北公済病院の岡村州博院長は、もともと東北大学医学部の産婦人科教授であった。協力団体は、仙台商工会議所や宮城県、仙台市さらに一般財団法人国分町街づくりプロジェクトであった。「国分町」というのは仙台を代表する飲食街で、そこの店主たちが魅力ある街づくりと活性化に向けて頑張っているプロジェクトである。そして助成してくださった日本フルハップとは、公益財団法人日本中小企業福祉事業団のことである。

つまり、「減塩・体重管理」といった公衆衛生イメージ（臨床医学モデル）から始まったものではなく、「健康」を切り口に地元の中小企業（飲食店）を応援し、街を盛り上げようというところから始まったものと思われる。そのユニークな切り口が、街を動かし、人々を健康にしようとしている。

宮城カルテ食堂のことを初めて知ったとき、従来の公衆衛生では考えられないことを易々と進めておられる横山氏らの発想と行動力にショックを受けたものである。

とはいえ、公衆衛生関係とは異なる部局が始めた取り組みが、人々の生活習慣と健康に大きなインパクトをもたらすということは、それほど珍しいことではない。

すでに取り上げた例で言えば、東京都千代田区が制定・施行した「安全で快適な千代田区の生活環境の整備に関する条例」は、環境安全部が中心となって進められたものと聞く。受動喫煙の健康影響よりも、タバコのポイ捨てによる環境悪化や火災の危険に対応することから始まったのかもしれないが、すでに述べたように、この条例は日本のタバコ対策そして喫煙率減少の歴史に長く記されるものとなろう。

こうして見ると、国民の健康づくりというものは、決して公衆衛生だけの所掌ではなく、異分野・他部局の動きも（意識するかどうかは別にして）国民の健康づくりに大きな影響を及ぼしていることが分かる。

そこでＷＨＯは、「すべての政策に健康の視点を〝Health in All Policies（Ｈ・ｉＡＰ）〟」ということを２００６年より提唱している。ＷＨＯが２００８年に発表した、ＮＣＤの予防と管理のためのグローバル戦略とアクション・プランでは、「通商、食品・医薬品生産、農務、都市開発、課税部門への影響力をもった公共政策は、保健政策のみを変化させた場合よりも、健康を改善する力が大きい」として、「国家当局は、政府の全部局をもってＮＣＤの予防と制圧に当たるアプローチを求めるべきである」と述べられている。

それが「すべての政策に健康の視点を（Ｈ・ｉＡＰ）」の基本的な立場であり、新しい公衆衛生はそれを具体化するものである。

4 すべての政策に健康の視点を

WHOの世界戦略

WHOが2014年に公表した「H:iAPを各国が実践するための枠組み」という文書[20]によると、H:iAPは以下のように定義されている。

「公共政策に関わる多くの部門が、政策決定が人々の健康に及ぼす影響を系統的に考慮し、部門間の協働を強め、健康への悪影響を回避することであり、これにより人々の健康レベルと健康上の公平を改善するもの」

なぜH:iAPが必要かと言うと、「人々における健康と健康格差は、保健医療の他にも数多くの要因（社会・環境・経済など）により規定されるものであり、その多くは保健医療政策や担当部門の影響が及ばないところで機能している。したがって、すべての部門の公共政策が人々の健康レベルと健康上の公平に深く関わっている」からであると述べている。

従来、ある公共政策について検討する際は、それが経済（景気・GDPなど）や社会（雇用・世論など）、あるいは政治（与野党の反応など）に及ぼすインパクトを考えることが多かった。H:iAPは、公共政策の一つひとつについて、それが人々の健康レベルと健康上の公平に及ぼすインパクトも考慮したうえで、総合的な政策判断をすることを求めている。

たとえば、あるところに道路を建設するかどうかを検討する際は、その建設費と経済効果とのバランス（経済的な投資効果）、建設中および建設後の地元経済に対するインパクト（工事による雇用増加、流通の促進による効果、観光客の増加など）といった従来から行われていた検討に加えて、以下のような健康影響についても検討する。

・自動車の交通量増加による大気汚染が及ぼす健康影響
・地元経済の活性化による健康影響（収入増などによるプラスの影響、過重労働・労働時間延長などによるマイナスの影響）
・若者の都会流出による、医療・介護スタッフの減少
・救急搬送時間の短縮による救命　など

このように、さまざまな健康影響について検討するのである。要するに、「健康」というレンズ（health lens）を通して、あらゆる公共政策を再検討することを求めている。政策が経済・社会・政治、そして健康に及ぼす影響を総合的に考えたうえで、判断を行うのである。

先に挙げたWHOの文書では、HiAPの実例を示している。

エクアドル政府は、「グッド・リビング国家計画」を作成して、公共政策の立案・実施に係るロードマップとした。グッド・リビングとは、「健康」を幅広く定義したものである。その実現に向けて、保健・労働・教育・移住・住宅などのさまざまな政府機関が計画を立案している。た

とえば保健省は、健康の社会的決定要因に基づいて、国民の健康レベルを改善する計画を作成している。そして開発調整省が、各省から提案される計画の総合調整を行う。計画が始まった2006年から2011年までの間で、社会基盤への投資は2・5倍に増え、上下水道などの健康関連インフラが急速に整備されたという。

また、スウェーデンは「ビジョン・ゼロ計画」という取り組みを行っている。1997年に国会で成立した「道路交通安全法」は、2020年までに道路での死亡事故・重傷事故をゼロにするように求めた。その担当部門とされたスウェーデン道路交通安全庁は、政府内の他部門（運輸・法務・環境・保健・教育など）および民間部門や市民団体と協働して、システマティックなアプローチを展開した。具体的には、運転時の安全強化（スピード違反・シートベルトの取り締まりなど）は警察が担当し、道路や自動車の安全強化などは土木部門や自動車会社が担当した。また、保健部門は救急医療体制の改善に努め、市民団体は安全運転キャンペーンを展開した。このように、道路での死亡事故・重傷事故に関わるさまざまな要因をリストアップしたうえで、それに関係する各部門・団体との協働を意識的かつ総合的に行った結果、交通事故死亡は、1990年の人口10万対9・1から、2010年には2・8にまで低下したという。

言い換えると、あらゆる公共政策は（人々の健康と健康上の公平に影響を与えるのだから）健康政策なのである。その視点で、さまざまな公共政策を総動員して健康づくりを推進しようとするのが、HiAPである。

第1章で述べたように、日本社会は人口減少高齢化に向かうのであるが、人口の量より「質」

でその問題に対処しようとしても、国民の健康レベルや社会生活を営む機能などは深刻な問題を抱えつつある。だからこそ、H・i・A・Pを日本でも充実させて、国策としての健康づくり（個々人の健康レベルの向上と健康格差の縮小）を早急に始めなければならない。これなしには、「2025年問題」の到来を阻止できないであろう。

「健康」の視点で公共政策を考える

この観点から、いくつかの実例を示したい。

公共交通の整備状況が人々の歩数・身体活動量に影響を及ぼすことは、すでに述べた通りである。身体活動が不活発になれば、肥満や脳血管疾患・心臓病などの問題も生じてくる。そこで、人々が安全に屋外を歩けるような環境を整備する政策が必要となる。あるいは、日常生活のなかに歩行がビルトインされるような社会環境（すでに述べた自動車会社の駐車場の例）も役に立つであろう。

また一部の自治体では、高齢者が公共交通を利用する際の運賃支払いを免除または軽減しているところがある。たとえば仙台市では、満70歳以上の仙台市民に「敬老乗車証」を交付している。原則として、5百円払えば運賃5千円分のカードが交付される（年間24枚まで）。つまり、仙台市内のバス・地下鉄を正規料金の1割で利用できるわけである。これは、高齢者の社会参加の機会を保証してくれるという点で、介護予防における重要施策の1つと位置付けることができよう。

食品・農務政策については、すでにアメリカの例を紹介した通りである。

税務・課税で言うと、2010年のタバコ税引き上げは喫煙率低下に貢献した。また、欧米では、食品に含まれる砂糖や脂肪に対する課税が試みられている。同様に、生活習慣リスクに応じて医療保険の保険料や医療費の自己負担率を変えるという政策も始まっているが、これについては第3章で詳しく述べたい。

文教政策では、「早期教育」と「空き学校の利用」の2点について述べたい。1つは、格差是正に関する早期教育の重要性である。第1章で述べたように、最近の日本でも世代を超えた格差の固定化が問題となってきた。貧困や低学歴をめぐる負の世代間連鎖の問題である。これによる「底抜け」が、日本社会の土台を蝕みつつある。この負の連鎖を断ち切る方策が求められている。もう1つの問題は、子ども数の減少に伴って公立小中学校の統廃合が相次いでおり、各地に空き学校ができている。学校統合が子どもの身体に悪影響を及ぼす恐れも指摘されている。そこで、空き学校を活用することにより、子どもたちの健全な発育を促し、かつ地域の活性化や高齢者の介護予防を推進する可能性を提案したい。

早期教育の重要性

欧米の研究は、貧困家庭の子どもを対象にかなり濃密な早期教育を施すことで、負の連鎖を断ち切る可能性があることを示している。その例として、1962年にアメリカで始まった「ペリー就学前プロジェクト」について、ハーバード大学のカワチ・イチロー教授の著書[21]と惣脇氏の論文[22]を参考に、紹介したい。これは、ミシガン州に住む3歳から4歳のアフリカ系アメリカ人で、貧しい家庭に育つ123人を対象として行われたランダム化比較試験であった。彼らを、「教育指導群」か「対照群」か、いずれかの群にランダムに分け、「教育指導群」には、午前中に学校で教育し、午後は教師が家庭訪問して学習環境の改善に向けた指導をするという、濃密な介入が行われた。一方、「対照群」には何も行わなかった（子どもたちは、従来通りの生活を続けた）。

このような介入を2年間続けた後、対象者が40歳になるまで観察を続けたのである。その結果、5歳時点での就学準備、14歳時点での学校出席率や成績、高校進学率、そして40歳時点での収入や犯罪歴という、すべての指標で「教育指導群」の方が優れていた。これらの指標が優れていれば、その結果として、公共財政の負担（生活保護の費用、就労促進プログラムの費用、犯罪者の更生費用など）も減る。対象者が27歳時点での費用便益分析によると、プログラムの実施費用1ドルに対して、公財政支出7・16ドルが節減されたという。なんとも素晴らしい「投資」ではないか。

このように、早期教育を行うことにより、負の世代間連鎖を断ち切る可能性が実証されている。早期教育が、貧困と疾病の悪循環を絶ち切ることを期待したい。

空き学校の活用で地域の再生を

子ども数の減少に伴って、公立小中学校の統廃合が相次いでいる。実は、それが子どもの肥満の原因の1つになっているという見方がある。公立小中学校が統廃合されると、小さな子どもが歩いて通学できる距離でなくなったり、少人数の子どもだけで歩くのが危険であったりすることから、スクール・バスで集団登下校となる場合が多い。そうなると、子どもたちの運動量は目に見えて減ってくる。第1に、登下校のために歩くという「日常生活にビルトインされた身体活動」の機会がなくなる。第2に、スクール・バスは授業終了から比較的すぐに出発することが多いので、放課後に学校で遊ぶ（身体を動かす）時間も減ってしまう。第3に、スクール・バスで自宅に帰っても、その近くに遊べる場所がない（以前は遊ぶことができた地域の学校も閉ざされている）。そのような事情で子どもたちの運動量が減り、肥満が増えている一面は、（私自身は証明するデータをもっていないが）否定できないと思われる。

そこで、閉じてしまった学校を再利用できないかと思うのである。施設は、一部を公的に補助したうえで、地域住民の自主管理に委ねてはどうか。そこを高齢者の活動拠点にするのである。運動用具も音楽や図画の用具も、もちろん各種の教材も揃っているのだから、それを高齢者が利用すれば多彩な地域活動が展開できる。これは、高齢者の生きがいづくりにも介護予防にも有効であろう。

そして、統合された小中学校から下校してきた子どもたちもそこを利用すれば、運動量が増えて、肥満予防効果が期待できる。子どもたちどうしで遊ぶことで、彼らの心身の健康とともに社会力も涵養されるであろう。また、高齢者と子どもたちの世代間交流の場となれば、地域文化の継承や地域行事の活性化も期待できよう。さらには子どもの親たちの世代も加わることで、さまざまな地域活動や趣味のサークル、ボランティア活動も活性化されるであろう。空き学校を地域の活動拠点にすれば、さまざまな効果が期待できる。

これは、空き学校に限ったことでない。都会では、学級数減少のために「空き教室」が増えている。この空間は、健康づくり・介護予防の貴重な資源である。空き教室をボランティアや高齢者の活動拠点にすれば、地域活動は活性化し、高齢者の社会参加により健康寿命も延びるであろう。また、教育職でない一般の中高年者が学校内を歩き回ることで、子どもたちとの相互理解・交流も深まるであろうし、いじめの防止にも役立つかもしれない。

これらを通じて、子どもも含めて住民の心身の健康レベルは大いに改善し、高齢者の介護予防も進むであろう。要するに、文教政策は健康政策（公衆衛生）に他ならないのである。

【引用・参考文献】

〈1〉Davies SC, et al: Lancet, 384:1889-1895, 2014
〈2〉スティーブン・ジョンソン著、矢野真千子訳『感染地図』河出書房新社、２００７年
〈3〉嶋康晃『世界の心臓を救った町』ライフサイエンス出版、２００４年
〈4〉Doll R & Hill AB:BMJ, 2(4682):739-748, 1950
〈5〉Harvard Center for Cancer prevention: Cancer Causes Control,7:S3-S59, 1996
〈6〉American Cancer Society: Cancer Statistics 2013
〈7〉辻一郎『病気になりやすい「性格」』朝日新聞出版、２０１０年
〈8〉National Heart, Lund, and Blood Institute:Morbidity & Mortality:2012 Chart Book on Cardiovascular, Lung, and Blood Diseases, 2012
〈9〉Ford ES, et al:N Engl J Med, 356:2388-2398, 2007
〈10〉http://www1.ocn.ne.jp/~sako/ottawa.htm

〈11〉Morris JN, et al:Lancet, 2(7463):553-559, 1966
〈12〉Hayashi T, et al:Ann Intern Med, 131:21-26,1999
〈13〉Ferrante D, et al:Tobacco Control, 21:402-406, 2012
〈14〉Tan CE, et al:Circulation, 126:2177-2183, 2012
〈15〉http://www.cdc.gov/about/history/tengpha.htm
〈16〉Chen M, et al:Comparing Oral Health Care Systems.WHO Geneva, 1997
〈17〉J Public Health Management & Practice, Suppl 1, 20:S1-S58, 2014
〈18〉http://www.nyc.gov/html/doh/html/diseases/salt.shtml
〈19〉http://www.karute-shokudo.com
〈20〉World Health Organization:Health in All Policies (HiAP) Framework for Country Action, 2014
〈21〉イチロー・カワチ『命の格差は止められるか』小学館、2013年
〈22〉物脇宏：国立教育政策研究所紀要、140：55-70、2011

第3章

健康投資のエビデンスと戦略

1 医療費の現状と方向性

日本の国民医療費は増え続けている〔図3-1〕。図3-1の棒グラフは、毎年の国民医療費を示したもので、1970年度は約2・5兆円であったものが、1978年度に10兆円、1990年度に20兆円、1999年度に30兆円を超えた。そして、2012年度の国民医療費は39・2兆円となり、40兆円が目の前に迫っている。

では、日本の国民医療費には、今後どれくらい増やせる余地があるのだろうか？ それを考えるに当たって、図3-1の折れ線グラフがヒントを与えてくれる。折れ線は、国民所得に占める国民医療費の割合を示している。その動向は、1980年代とそれ以降とで、まったく異なる。1980年代の折れ線は、6%前後のレベルで横這いで推移していた。つまり、（棒グラフで分かるように）国民医療費は毎年増えていたが、それと同じように国民所得も増えており、両者の増え方が並行していた。だから、折れ線（国民所得に占める国民医療費の割合）も横這いで推移できた。このような状況であれば、医療費はいくら増えても問題ない。

ところが、1990年代に入ると、折れ線は上昇の一途をたどる。1990年度の5・9%から、1998年度に8%を超え、そして2009年度には10%の大台に乗った。これほど急速に上昇した理由は簡単である。国民医療費が増える一方であるのに、国民所得は1997年をピークに低迷しているからである。その結果、国民所得に占める国民医療費の割合は、急速に増えてしまった。この問題を家計の視点で考えてみると分かりやすい。収入が増えないのに医療費ばか

図3-1 国民医療費および対国民所得比の年次推移

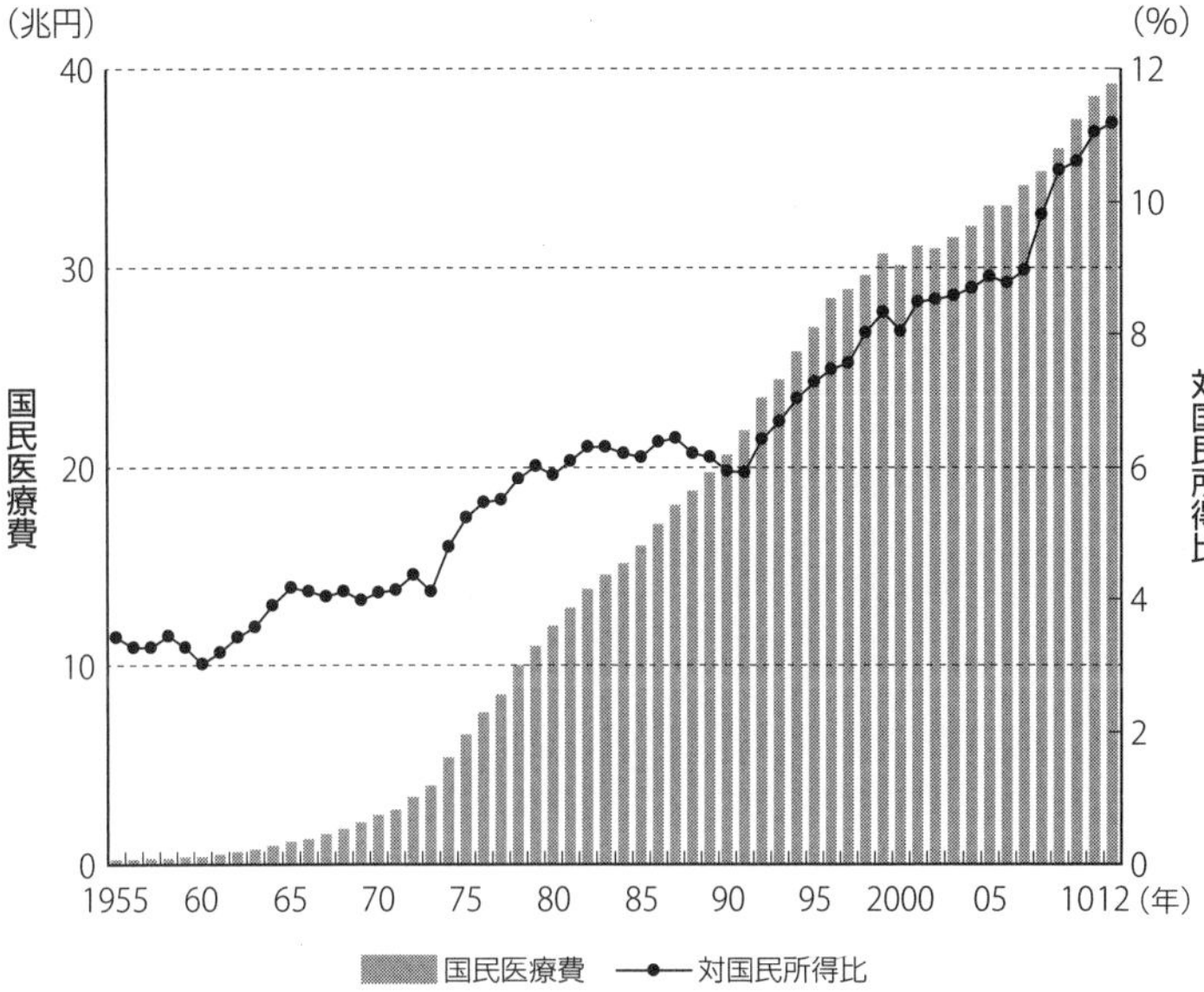

(厚生労働省「平成24年度 国民医療費」，2014年)

り増えていたのでは、厳しい。この経済状況が続く限り、国民医療費を増やす余地は極めて限られていると言わざるを得ない。

健康づくりで医療費の節減を

医療費の高騰は先進各国に共通する問題であり、さまざまな解決策が試みられてきた。たとえば、医療費の自己負担割合の引き上げや給付範囲の限定、フリーアクセスの制限、医療費の償還払い制などである。しかし、いずれの対策も、短期的には医療費を抑制できても、それが長期的に成功した試しはない。

そこで、「健康づくり」への期待が高まっている。いまから20年以上も前の1993年に、アメリカのスタンフォード大学内科教授であったフリーズ博士は、医療ニーズの減少により医療費の節減を図ろうという論文を『ニューイングランド・ジャーナル・オブ・メディシン』に発表した[1]。フリーズ博士は、その根拠を詳細に挙げている［表3-1］。

第1に、多くの疾病は予防可能であること。アメリカでは、年間約250万人が亡くなっているが、そのうち男性死亡者の25％、女性死亡者の9％は、タバコによる疾病で亡くなっている。すると、アメリカの年間死亡者250万人のうち、約43万人がタバコが原因となる。言い換えれば、タバコがなかったら、誰も喫煙しなかったら、43万人の死亡は防げたわけである。死亡時には相当な医療費がかかるので、タバコがなかったらその分の医療費も先送りできる。

第2に、タバコを吸ったり、危険な運転（スピードの出し過ぎなど）をしたりすると、当然ながら病気や事故のリスクが増えるため、医療費が増えてしまう。逆の言い方をすると、それらを避ければ、医療費は相当節減できる。

第3に、医療費の地域格差が「システムの弛緩」として問題視されている。その例として、分娩全体に占める帝王切開の割合は、州によって相当異なる（9・6％から31・8％）けれども、その地域格差は、妊婦・胎児の医学的要因だけでは説明できないという調査報告を引いて、診療パターンの地域格差を縮小するシステムを整備すべきであると提唱した。そして、全米の医療機関が標準的な治療を行えば、医療費は相当節減できるであろうと述べた。

第4に、自己管理の意義を強調している。自己管理とは、症状に応じた対処法を患者や家族に教育するものである。たとえば、「これくらいの症状であれば、家で様子を見ましょう」「この症

表3-1 医療ニーズの減少により医療費の節減を

多くの疾病は予防可能である
　喫煙による死亡：男性の25%，女性の９%
危険な行動には金がかかる
　生活習慣と医療費，危険な自動車運転
医療費の地域格差はシステムの弛緩を意味する
　帝王切開の実施率と医師の人口密度との関係
　地域格差の要因に関する検討
自己管理は費用を節減する
　医療が必要な状況・自己治療の方法に関する情報提供
終末期医療は異常に高額でしかも非人道的である
　生涯医療費の約20%（アメリカ）
　事前の意思表示（Advance Directives）
職場での健康増進は費用を節減する
　数々の実証データ

（文献1より）

状が出たら、外来受診を予約しましょう」「その症状が出たら、救急外来にすぐ行きましょう」といったように、症状に応じた具体的な対処法を予め教えておくのである。すると、外来の利用率が約1割も減ったという。きちんと教育を受けたおかげで、自分が抱える医学的問題に対処する自信がついた（不安から解放された）からであろう。日本でも、夜間や休日の救急外来受診者のなかで、「不安」だから受診する方が少なくないという現実を考えると、自己管理能力を高める取り組みの重要性が分かる。

　第5に、終末期医療は異常に高額で、しかも非人道的であるという問題が提起されている。そこで、「緩和ケア」が生まれた。緩和ケアという発想は、実は医療の進歩に対する考え方を変えるほどのインパクトがあったと思われる。それ以前の（とくに第二次世界大戦後の）医療は、ひたすらに技術革新を続けてきた。「ハイコスト・ハイテクノロジーの医療こそが、人を幸せにする」というパラダイムのもと、医療技術は進歩し続けたのである。しかし、その終着点が「スパゲティ症候群（輸液や導尿、血圧計や心電図などのラインがスパゲティのように身体じゅうに巻かれて、親しい人と隔離された状況で末期を迎えること）」であった。これほどの医療費をかけて、亡くなる本人や家族が幸せになったのであろうか？　その反省から始まった緩和ケアがわれわれに与えたインパクトとは、「ローコスト・ローテクノロジーの医療でも、人は幸せになれる」ということであろう。

第6に、職場で健康づくりを行うことにより医療費が節減されることを挙げている。これを裏付けるデータが、欧米ではすでに数多く出ている。その効果は、単に医療費の節減にとどまらず、労働者の欠勤日数（アブセンティズム）の減少、心身の不調による職務遂行能力の低下（プレゼンティズム）の抑止といった範囲にも及んでいる。そのことから、近年では、労働者の健康づくりに出資することで、生産性を高めようとする企業の取り組みも拡がっている。これを、「健康経営」あるいは「健康投資」と言う。

そこで本章では、私どもの研究データをもとに前述の第2項の「生活習慣と医療費」について述べたうえで、第6項から発展して「健康経営」や「健康投資」といった最近の政策課題を論じることとしたい。

（※「健康経営®」は、特定非営利活動法人健康経営研究会の登録商標。）

2 生活習慣が医療費に及ぼす影響

大崎国保コホート研究の概要

私が所属する東北大学大学院医学系研究科公衆衛生学分野では、「大崎国保コホート研究」というプロジェクトを1994年から続けている〈2〉。

東北新幹線で仙台より1つ北に、古川という駅がある。そこを中心として、宮城県大崎保健所（当時）が管轄する1市13町（市町村合併前）に、1994年8月31日時点で住んでいた、40歳から79歳までの国民健康保険（国保）の加入者全員、約5万5千人を対象としている。この地域は典型的な宮城の米どころであり、農業従事者が多い。40歳から79歳の住民のうち、55％の方が国民健康保険へ加入していた。

その方々に、さまざまな生活習慣に関する12頁程度の自己記入式アンケートを配付した。その結果、5万2029人から回答をいただいた。94・6％という実に高い回答率であった。その回答者について、国民健康保険の受療記録（受診回数と医療費）、死亡・転出に関する情報を調査している。そのデータを用いて、さまざまな生活習慣と医療費との関係を分析している。その結果を紹介したい。

なお、ここでは、医療費を「1月あたり」で換算している。それは、一人ひとりの医療費を累積できない事情があるからである。本研究では1995年1月から追跡を続けているが、その途中で亡くなったり転出したりする方がいる。その方々は、それ以降は医療費が発生しなくなる。

一方、死亡も転出もしていない方（追跡できている方）では、医療費が発生し続ける。このように、観察期間が人によって異なるので、医療費の累積額を一人ひとりで比較するわけにいかない。そこで、一人ひとりについて、観察期間の医療費合計額を観察月数で割ることにより、すべての方について「1月あたり医療費」という形で単位を統一した。

また、本研究では、一定の結果がまとまった段階（つまり3年程度の観察）で英文誌に発表したが、観察期間を長くした方がより正確な推定となる。そのため、本書では1995年1月から2003年12月までの9年間追跡した結果を紹介するが、各研究者のオリジナリティを尊重するために英文論文についても引用文献に示す。[3]

生活習慣と医療費

喫煙習慣と1月あたり医療費との関係について、タバコを吸う人（途中でやめた人を含む）と吸わない人と、2つのグループに分けて比較した[4]［表3-2］。タバコを吸わない男性に比べて、タバコを吸う男性の医療費は1月あたりで4124円高かった。その差額を1年分に換算すると、ほぼ5万円となる。女性も同様で、1月あたり2063円高かった。1年間では約2万4千円の差となる。男性に比べて女性で、喫煙の医療費に対するインパクトが小さかったのは、一般的に言って、女性の方が喫煙本数は少なく、喫煙開始年齢も高いことによるものと思われる。

次に、体格（BMI）と1月あたりの医療費との関係を**表3-3**に示す。「BMI」とは、「ボディ・マス・インデックス」の略で、日本語では「体格指数」と言う。体重（kg）を身長（m）

表3-2 喫煙と１月あたり医療費

	非喫煙	現在・過去喫煙
男性	23,562円	27,686円（17.5%増）
女性	19,382円	21,445円（10.6%増）

1995年１月～2003年12月
（文献３より）

表3-3 BMIレベルと１月あたり医療費

	Body Mass Index					
	18.5未満	18.5－20.9	21.0－22.9	23.0－24.9	25.0－29.9	30.0以上
男性	26,244円	26,704円	24,655円	29,006円	28,787円	30,303円 (22.9%増)
女性	20,554円	18,272円	18,761円	18,760円	21,079円	23,580円 (29.0%増)

1995年１月～2003年12月
（文献３より）

の2乗で割り算して計算するものである。通常、18・5未満を「やせ」、18・5以上－25未満を「適正」、25以上－30未満を「過体重」、30以上を「肥満」と呼んでいる。

BMIと死亡リスクとの関係は、U字型と言われる。つまり、「やせ」でも「肥満」でも死亡リスクが上がる。そして、肥満と医療費との関係も、同様にU字型を示す[5]［表3-3］。医療費が最も安くなるのが、男性ではBMI21・0－22・9のレベルで、1月あたり2万4655円であった。それを標準に考えると、BMI30以上の方々の医療費は5648円（22・9％）

増えた。女性で医療費が最も安いＢＭＩレベルは18・5－20・9で、1月あたり1万８２７２円であった。また、ＢＭＩ21以上－25未満の範囲でも医療費は少なかった。一方、ＢＭＩが25を超えると医療費は増え始め、ＢＭＩ30以上の女性の医療費は（ＢＭＩ18・5－20・9の女性に比べて）５３０８円、つまり29・0％も増えた。年間の医療費に換算すると、男性では約6万8千円、女性で約6万4千円の差となる。

また、本研究では歩行時間の長さを調べていた。「あなたは、1日にどれくらい歩いていますか」という質問を出して、「1時間以上」「30分～1時間」「30分以下」という3つのなかから選んでいただいたのである。その回答と医療費との関連を検討してみた。

この際、気を付けなければいけないことは、歩行時間が「30分以下」と答えた方のなかには、病気や障害などのために歩けない方もいることである。その方々まで解析に加えてしまうと、医療費は相当高くなる。しかし、それは病気のためであって、運動不足によるものではない。そこで、そのような方々（追跡開始から1年以内に亡くなった方、跳んだり走ったりができないと回答した方、強い身体の痛みがあると回答した方、脳血管疾患・心筋梗塞・関節炎の既往があると回答した方）を解析データから除外した。

その結果、本来の対象者5万２０２９人のうち、2万７４３１人（ほぼ半数）だけが残った。この方々は、1日1時間以上歩こうと思えば歩けるだけの運動能力はもっていると思われる。では、実際に1時間以上歩いたか、歩かなかったか、その違いによって医療費がどれくらい違ってくるのであろうか？[6]

表3-4 歩行時間と１月あたり医療費

	1日歩行時間		
	1時間以上	30分〜1時間	30分以下
男性	25,230円	29,026円	30,177円 （19.6%増）
女性	18,889円	20,476円	21,693円 （14.8%増）

1995年1月〜2003年12月

（文献３より）

その結果を表3-4に示した。男性では、1日1時間以上歩いている方の1月あたり医療費は、2万5230円であった。そして「30分〜1時間」「30分以下」の順に、医療費は増える。後者では、約20%も増えた。女性でも同様に、1日1時間以上歩いている方に比べて、「30分以下」の方では、医療費が約15%増えた。年間の医療費に換算すると、男性では約6万円、女性では約3万4千円の差となる。

このデータを使って、歩数を増やすことの経済効果を推定してみたい。

たとえば、厚生労働省が推進している健康日本21（第二次）では、「日常生活における歩数の増加」という目標を掲げている。具体的には、1日あたり歩数（20歳から64歳）の現状は、男性が7841歩、女性が6883歩である。そして、2022年度の目標を、男性は9000歩、女性は8500歩としている。大雑把に言って、1日1000歩増やそうというわけである。

では、全国民が1日1000歩余計に歩いたら、医療費はどれくらい減ることになるのであろうか？

実は私どもは、本研究にご参加いただいた方のうち、一部の方を対象に「回答の妥当性」を検証している。具体的には、歩数計をお貸しして、連続3日間の測定を1年間で4回（春夏秋冬）行っていただいた。その歩数の実測値とアンケートの回答とを比べることで、「回答の妥当性」つまりアンケートの回答はどれくらい真実を反映していたかを検証するのである。その結果、1日の歩行時間が「30分未満」と答えた方の平均歩数は5857歩、「30分〜1時間」と答えた方で7047歩、そして「1時間以上」で7621歩であり、3つの回答の間で有意な平均歩数の差があったので、歩行時間に関するアンケートの回答は「妥当である」と判断できた。

その歩数データと医療費データとを組み合わせると、図3-2のようになる。見事なまでの直線関係である（縦軸の「医療費」は、男女合計かつ4年間のデータであるため、表3-4とは異なる）。なお、図中の（N）とは、各カテゴリーの回答者数（したがって合計＝2万7431人）を意味している。直線関係に基づいて回帰式を求めると、図の右上に示した数式になる。

数式「y＝－1.3408X（歩数）＋28.205（円）」は、1日1歩余計に歩く度に、医療費が平均して1・3円減ることを意味している。

そこで、「全国民が1日1000歩余計に歩いたら、医療費はどれくらい減るのであろうか？」という質問に戻ると、1月あたり医療費は、1人あたり1341円減ることになる。この数字を回答者全体（平均医療費＝1万9281・2円）に当てはめると、医療費は6・9％減ることになる。このパーセントを、45歳以上の国民医療費（2011年度）の30兆9758億円に当てはめると、2兆1373億円の医療費減少ということになる。

図3-2 歩数増加の経済効果

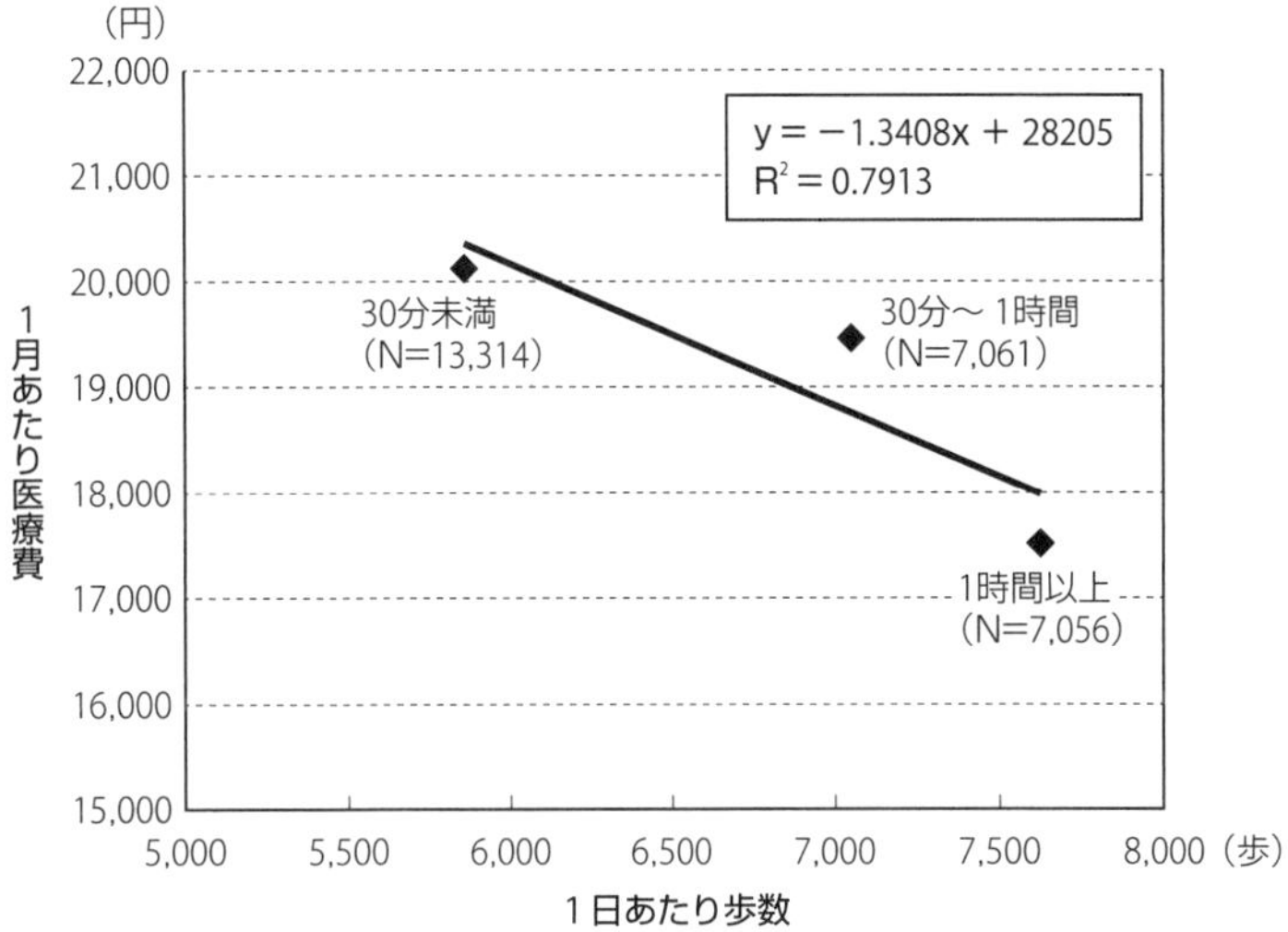

全国民が1日1,000歩余計に歩けば
1人あたり医療費（1月あたり）は1,341円減る

↓

本研究の対象集団では総医療費の6.9%減に相当

↓

45歳以上の国民医療費（2011年度）
約31兆円のうち2兆1,373億円の減少に相当

大雑把に言って、1000歩というのは10分間歩行に相当する。1日10分余計に歩くのは、それほど難しいことではない。たとえば都会であれば、通勤時に地下鉄やバスで1駅先に降りて歩くと、10分は稼げるであろう。そうした工夫をするだけで、2兆円を超える医療費節減が見込まれるとは、相当なインパクトではないか。

喫煙・肥満・運動不足で医療費は4割増

喫煙・肥満・運動不足という最も基本的な生活習慣リスクについて、ここまで一つひとつのリスクによる医療費への影響を検討してきた。しかし、これらのリスクは重なり合うことが多い。そこで、喫煙・肥満・運動不足の組み合わせと医療費との関連について分析する。〈7〉

喫煙については、タバコを吸う人（途中でやめた人を含む）と吸わない人と、2つのグループに分けた。BMIについては、22以上－25未満と25以上とで分けた。というのは、BMI22未満ではかえって医療費が増えるので、（肥満の影響だけを見るため）BMI22未満の方は今回の解析から除外した。歩行については、1日1時間以上歩いているか否かで分けた。これにより8通りの組み合わせができる。その組み合わせ別に医療費を比較した。

表3-5は、8つのカテゴリー別の人数と1月あたり医療費を示している。喫煙・肥満・運動不足の各リスクについて、該当する場合は「＋」と、該当しない場合は「－」として示している。医療費を比べる前に、まず各カテゴリーに属する人数をご覧いただきたい。表の第1行、つまり「非喫煙・肥満なし・運動不足なし」という方々、3つの基本的な生活習慣リスクのどれも該

表3-5 喫煙・肥満・運動不足の組み合わせと１月あたり医療費

リスクの組み合わせ			人数	1月あたり医療費（円）	比率
喫煙	肥満	運動不足			
−	−	−	4,772	20,376	1.00
＋	−	−	5,708	22,340	1.10
−	＋	−	1,966	21,766	1.09
−	−	＋	4,986	21,877	1.07
＋	＋	−	1,640	22,745	1.12
＋	−	＋	5,434	26,696	1.31
−	＋	＋	2,361	23,853	1.17
＋	＋	＋	2,077	29,272	1.44
			28,944		

1995年1月〜2003年12月

（文献７より）

当しない方々は、４７７２人であった。これは、解析対象者２万８９４４人のうち、わずか16％に過ぎない。言い換えれば、残る84％の方々は、喫煙・肥満・運動不足という基本的な生活習慣リスクのどれかに問題を抱えているということである。生活習慣改善の取り組みをさらに強めなければならない根拠がここにある。

「非喫煙・肥満なし・運動不足なし」という方々の平均医療費は、１月あたり２万３７６円であった。

それに比べて、どれか１つのリスクだけが該当する方々の医療費は、１・07倍から１・10倍であった。

どれか２つのリスクが該当する方々では、医療費が１・12倍から１・31倍。

そして、「喫煙・肥満・運動不足」というすべてのリスクが該当する方々の医療費は、１・44倍にまで増えてしまったのである。

医療費の約13％が喫煙・肥満・運動不足による

では、この集団全体の医療費総額のうち、どれくらいが喫煙・肥満・運動不足によるものであろうか？　これが分かると、「そのリスクがなかったら、医療費はこれくらい減るであろう」ということも言えるので、生活習慣病対策のインパクトが具体的に見えてくる。

それを推定する方法を説明しよう。まず第1に、ある生活習慣リスクによる過剰医療費を計算する。「過剰医療費」とは、ある生活習慣リスク（たとえば喫煙）を実行することで生じる医療費のことである。それは次のように計算できる。

たとえば、表3-5（前頁）の第1行（非喫煙・肥満なし・運動不足なし）と、第2行（喫煙・肥満なし・運動不足なし）とを比べてみよう。この2つのグループは、喫煙するか否かが異なっているだけで、他の2つの生活習慣には違いがない。すると、両グループでの医療費の差は、喫煙習慣によるものと解釈できる。これが、「喫煙のみ」による過剰医療費なのである。

1人あたり平均医療費は、第1行で2万376円に対して、第2行では2万2340円であるから、その差額の1964円が「喫煙のみ」による過剰医療費となる。その金額に人数（5708人）を掛け算した結果、つまり1121万512円が、第2行グループ（喫煙のみ該当）全体の過剰医療費となる。言い換えれば、第2行グループの方々がタバコを吸っていなければ、これだけの医療費が減っていたはずということである。

この計算を、第3行から第8行までの各グループで行う。その金額を第2行から第8行まで合計すると、約8634万円となった。この金額のインパクトを考えるには、その集団の医療費総額の何パーセントになるかが分かると手っ取り早い。医療費総額が約6億7610万円であったので、約8634万円というのは、医療費総額の12・8%に相当する。

この数字が意味することは、「この集団全体の医療費総額のうち12・8%が、喫煙・肥満・運動不足によるものであった」、あるいは「喫煙・肥満・運動不足という3つのリスクがまったくなくなれば、医療費は12・8%減る」ということである。

このパーセントを、45歳以上の国民医療費（2011年度）の30兆9758億円に当てはめると、ほぼ4兆円（3兆9649億円）になる。喫煙・肥満・運動不足という最も基本的な生活習慣リスクは、医療費に対してこれほどのインパクトをもっているのである。では、それに相当する額を、行政や医療保険者は、実際に生活習慣病対策に充てているであろうか？

現実は、それと桁違いに少ない。

肥満・高血圧・高血糖で医療費は倍増

私どもの大崎国保コホート研究では、1995年度の基本健診（老人保健法に基づいて市町村が実施する健診）成績と、その後の医療費との関係についても検討している。基本健診成績のなかでも、肥満・高血圧・高血糖といった動脈硬化リスクに着目して、その後の1月あたり医療費との関連を検討した[8]。その結果を**表3-6**（次頁）に示す。

肥満は、BMI25以上の方として定義した。高血圧は、健診時の血圧140／90㎜Hg以上の方または高血圧の既往ある方として定義した（したがって、すでに降圧薬を服用して正常血圧に

表3-6 肥満・高血圧・高血糖の組み合わせと1月あたり医療費

リスクの組み合わせ			人数	1月あたり医療費（円）	比率
肥満	高血圧	高血糖			
−	−	−	4,821	19,343	1.00
＋	−	−	1,839	20,379	1.05
−	＋	−	2,661	25,106	1.30
−	−	＋	349	27,517	1.42
＋	＋	−	1,971	27,122	1.40
＋	−	＋	149	25,888	1.34
−	＋	＋	321	33,852	1.75
＋	＋	＋	229	38,521	1.99
			12,340		

1996年1月〜2003年12月

（文献8より）

コントロールされている方も、高血圧のなかに含まれる）。高血糖は、健診時の血糖値150mg／dl以上の方または糖尿病の既往ある方と定義した。

前節と同様、8通りの組み合わせである。肥満・高血圧・高血糖のいずれも該当しない方（第1行）は、4821人。対象者1万2340人のうち、わずか39％に過ぎない。残り61％の方々は、何らかのリスクを抱えている、つまりは保健指導の対象者なのである。

まったくリスクのない方々の1月あたり平均医療費は、1万9343円であった。

それに比べて、どれか1つのリスクだけが該当する方々の医療費は、高血圧のある方で1・30倍、高血糖のある方で1・42倍に増えた。高血圧や糖尿病で治療中の方も含まれる分だけ、医療費も増えるわけである。

リスク2つの組み合わせでも、高血圧と高血糖の組み合わせでは、医療費が1・75倍に増えた。そして、肥満・高血圧・高血糖のすべてが該当する方の医療費は、1・99倍となり、ほぼ倍増であった。

これら3つの動脈硬化リスクによる医療費の割合は、16・0%と推定された。このパーセントを、45歳以上の国民医療費(2011年度)の30兆9758億円に当てはめると、ほぼ5兆円(4兆9561億円)に相当する。肥満や高血圧、高血糖を予防できれば、かなりの規模で医療費を減らすことができる。

中年期の循環器疾患リスクと老年期の医療費

私どもの研究データは、中高年期の生活習慣とその後7年程度の医療費との関連を検討したものである。もっと追跡期間を長く、30年近くまで延ばして、中年期の循環器疾患リスクと老年期の医療費との関連を検討するという、息の長い研究がアメリカで行われた。これにより、中年期の健康づくりには、老年期の健康レベルや医療費を改善させる効果があるかどうか、ということが分かってくる。

シカゴ心臓病協会による研究である[9]。対象は1万3796人(男性7039人、女性6757人)であり、1967年から1973年にかけて健診を実施した。その当時、彼らは40歳から64歳であった。彼らを対象に、1984年から1994年までのメディケア医療費を調べた。「メディケア」とは、65歳以上の方を対象に連邦政府が運営する公的医療保険であり、そのデータは研究目的で使用できる。

表3-7 中年期の循環器疾患リスクと老年期の医療費（アメリカ男性）

高脂血症	高血圧	喫煙	人数	医療費($)	比率
−	−	−	279	3,289	1.00
+	−	−	320	4,167	1.27
−	+	−	1,095	3,816	1.16
−	−	+	145	4,710	1.43
+	+	−	1,938	4,230	1.29
+	−	+	197	5,915	1.80
−	+	+	594	4,907	1.49
+	+	+	1,057	6,068	1.84

（文献９より）

対象者一人ひとりについて、１９７０年前後の健診データと１９９０年前後の医療費データとを結合させるのであるが、それはアメリカ在住者に与えられる社会保障番号（国民総背番号）を使うので、正確かつ容易に行われる。

このデータセットを用いて、40歳から64歳であった頃の血清コレステロール・血圧・喫煙と、約20年後（最大27年後）の老年期医療費との関連を調べたのである。その結果を表3-7に示す。この研究では、高脂血症は、血清総コレステロール値２００mg／dl以上と定義され、高血圧は、血圧１２０／８０mmHg以上と定義されている。両方とも厳しい基準のように思われるが、そのように定義されている。

３つのリスクの組み合わせ別に、医療費を比べてみた。高脂血症・高血圧・喫煙のどれも該当しない方々の医療費が、１年あたり３２８９ドルであった。そして、リスクが増えるごとに、医療費は高くなっていく。3つのリスクをすべて有していた方々の医療費は6068ドルであり、3つのリスクをどれも有していない方々に比べて、ほぼ2倍に増えた。

シカゴ心臓病協会研究の著者らは、「中年期に心血管系のリスクがなかった方は、単に長生きをするだけではなくて、老年期の医療費も低い。中年期以降におけるリスクの改善は、心血管系疾患の予防に加えて、医療費の節減と老年期における生活の質の改善にも貢献している」と結論づけた。

生活習慣と生涯医療費との関連

ここまで、喫煙・肥満・運動不足といった生活習慣リスクを有する方で、医療費が増加することを示してきた。しかし、生活習慣リスクのない人で医療費が少ない、ということに根本的な疑義を唱える人たちもいる。その言い分は、以下の通りである。

「1月あたり医療費」では、医療保険財政へのインパクトを議論できない。それを議論するには、「一生涯の医療費累計額」を計算しなければならない、という言い分である。

なぜなら、生活習慣リスクのない人は(ある人に比べて)長生きするわけであるから、その分だけ医療費も増えるはずである。一生涯の医療費を累積してみなければ、生活習慣改善がペイするかどうかは分からない、という批判である。

確かに、生活習慣別に一生涯の医療費を累計した研究はない。そこで、喫煙・肥満・運動不足の別に生涯医療費を計算することにした。

私どもの大崎国保コホート研究では、1995年1月から2007年12月までの13年間にわたって、生存・死亡状況と医療費を追跡した。そのデータを使って、性・年齢別の死亡率が計算できる。それをもとに生命表という統計方法を用いれば、平均余命が算出できる。これにより、たとえば、喫煙者と非喫煙者それぞれの平均余命を割り出す。

次に、喫煙者と非喫煙者のそれぞれについて、年齢別の「1年あたり医療費」を算定する（ただし、その1年を生き延びた方と、途中で亡くなった方とでは、当然、医療費が異なるのでそれぞれについて計算する）。それを平均余命（正確には「生命表における年齢別の生存者数と死亡者数」）の分だけ足していく。これにより、喫煙者と非喫煙者のそれぞれについて、生涯医療費が計算できる。これと同じことを、BMIレベル別・歩行時間別に行うのである。

統計学的にはかなりの「チカラ技」であり、これには藤田保健衛生大学の橋本修二教授に大変お世話になったことを記し、あらためて御礼を申し上げる。

喫煙習慣と生涯医療費

喫煙者と非喫煙者との間で、40歳男性の平均余命と生涯医療費を比べてみた［図3-3］。これは、京都大学の今中雄一教授のグループが行ってくださった[10]。折れ線グラフが「平均余命」で、棒グラフは「生涯医療費」である。

40歳男性の非喫煙者の平均余命は、44・7年であった。つまり、平均して84・7歳まで生きられる。一方、40歳の喫煙男性の平均余命は、41・0年。その差は3・7年で、統計学的にも有意

図3-3　喫煙習慣と平均余命・生涯医療費（40歳男性）

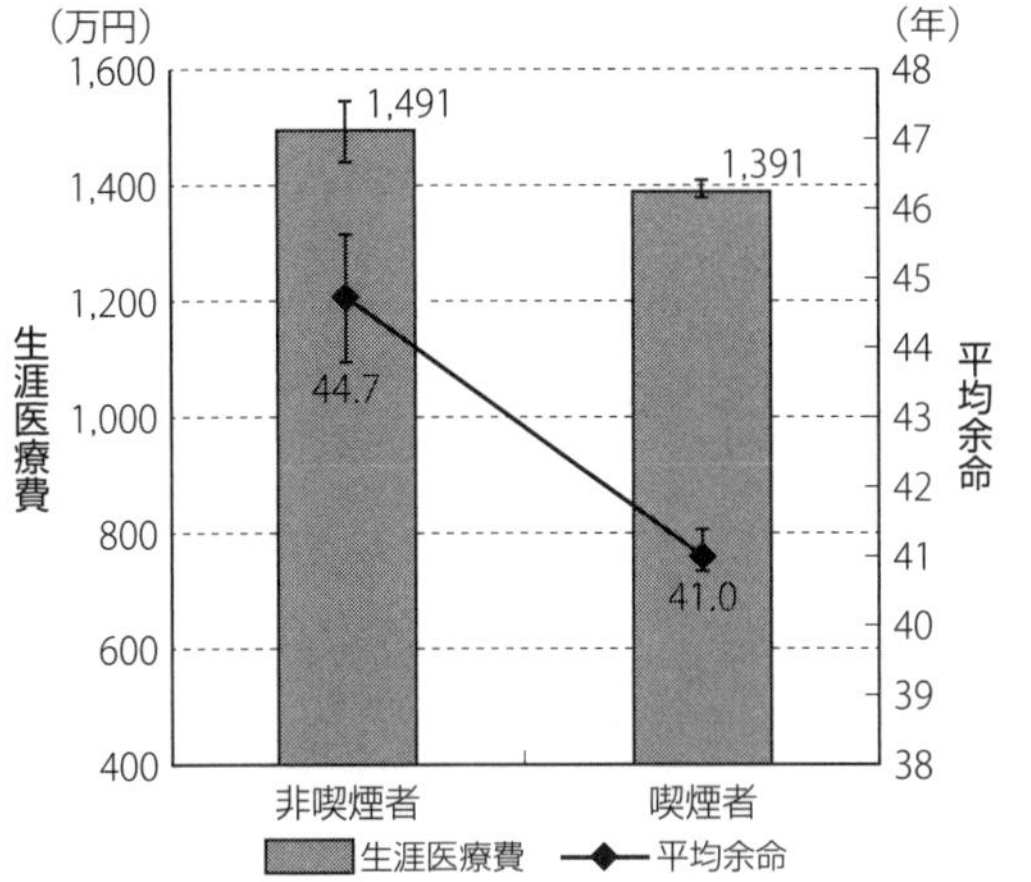

（文献10より）

差があった。

生涯医療費は、非喫煙男性で１４９１万円に対して、喫煙男性では１３９１万円であった。喫煙者の方で医療費が１００万円ほど安いのであるが、その差は統計学的には有意でなかった。

肥満と生涯医療費

ＢＭＩレベル別に、平均余命と生涯医療費を比べてみた[11]［図3-4、次頁］。

平均余命が最も長いのは、ＢＭＩが25以上－30未満の方々であった。通常言われているよりも、少し太めの方が、実は長生きしている。

40歳男性の平均余命は、ＢＭＩ25以上－30未満で44・3年であった。ＢＭＩが30以上になると、それより3年近くも余命が縮まる。

ところが、生涯医療費は両群の間でまったく違わなかった（ＢＭＩ25以上－30未満：１６０７万円、ＢＭＩ30以上：１５８０万円）。

図3-4 BMIレベルと平均余命・生涯医療費（40歳）

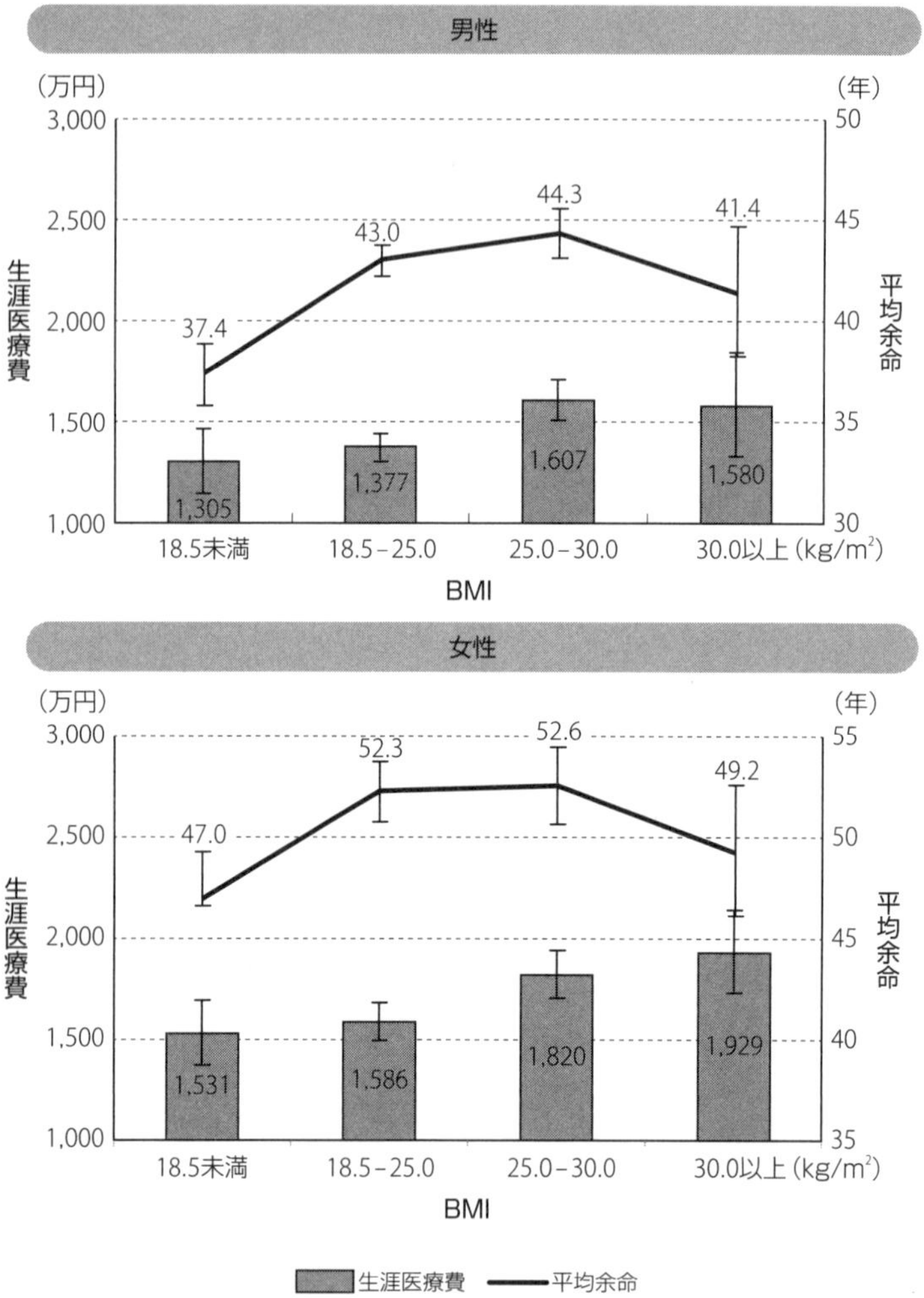

（文献11より）

つまり、BMIが30以上の方々は短命であるが、その分だけ医療費が減るわけではなかった。また、BMI18・5以上－25未満の方々と比べて、BMI30以上の方々では、平均余命は1・6年短いのにもかかわらず、生涯医療費は約15％も高かった。

女性でも、長命なBMIレベル（18・5以上－25未満、および25以上－30未満）の方々と、BMI30以上の方々とを比べると、平均余命は前者で3年以上長いのにもかかわらず、生涯医療費は6％から18％も少なかった。

以上をまとめると、肥満は平均余命を短くし、しかも医療費を増やすという結果であった。

さて、BMIレベル別の平均余命について、違和感をもった方もおられると思う。適正体重（BMI18・5以上－25未満）よりも、過体重（BMI25以上－30未満）の方が長生きしているからである。そこで、医療費の話題を一時離れて、BMIレベルと死亡リスクとの関連について述べておきたい。

国立がん研究センターの笹月静室長は、日本の代表的な大規模コホート研究7件のデータを統合して解析を行っている（大崎国保コホートも含まれている）。合計35万人という規模の日本人を、平均12・5年間追跡したという点で、他の追随を許さない優れた研究である[12]。

その結果、男性の死亡リスクが最も低くなるレベルは、BMI25以上－27未満であった。また、女性では、BMI23以上－25未満の方々で死亡リスクが最低となった。そして、BMIが23を下回ると、むしろ死亡リスクは上がっていったのである［図3-5、次頁］。

世間では、健康に生活できる「標準体重」として、BMI22ということがよく言われている。

図3-5 BMIレベルと死亡リスク

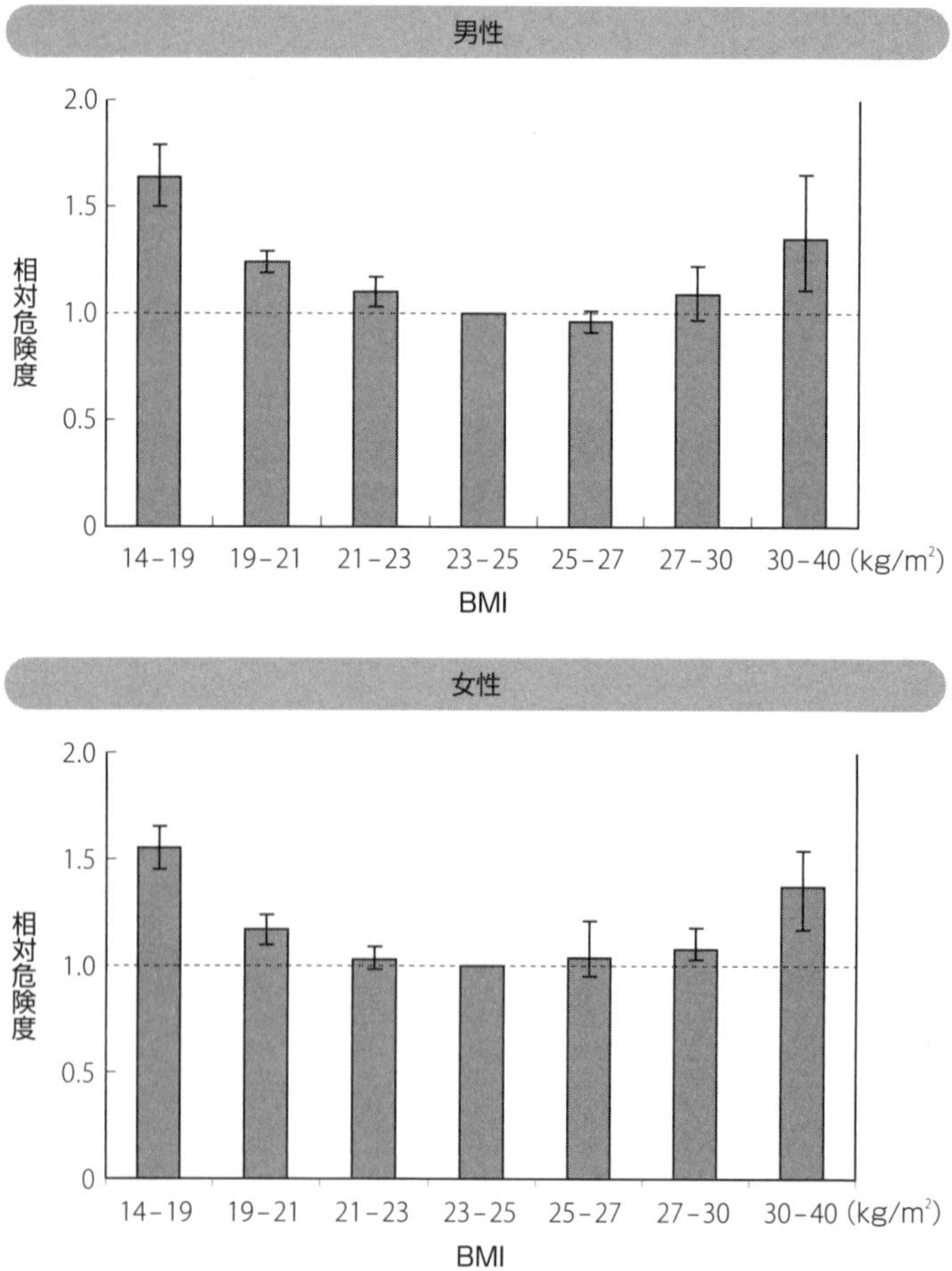

（文献12より）

ところが、「ＢＭＩ22が最適」という話は、実は死亡率まで追跡したうえで決まったものではない。単なる横断研究であって、「ＢＭＩレベルと持っている病気の数との関係を調べると、ＢＭＩ22の方々で病気の数が最も少なかった」という観察に基づくものに過ぎない。それに、横断研究では、その関連の因果関係を判別することができない。

もっと大事なことは、健康な方々を長期にわたって追跡して、どのＢＭＩレベルが早死にするか長生きするかを調べることである。その結果が、図3-5なのである。しかも、このような結果は日本だけで見られるわけではない。たとえば、アメリカの白人を対象に、ＢＭＩレベルと死亡率との関連を検討したコホート研究19件を統合した解析（男女146万人、追跡開始時の平均年齢58歳、観察期間の中央値10年）によると、男女ともＢＭＩ22・5－25の範囲で、死亡リスクは最低となっていた[13]。

歩行時間と生涯医療費

1日あたり歩行時間が1時間以上の方とそれ未満の方との間で、平均余命と生涯医療費を比べてみた[14]［図3-6、次頁］。

1日1時間以上歩いている40歳男性の平均余命は43・5年であったのに対して、1時間未満では42・0年であり、平均余命に有意な差があった。つまり、1時間以上歩いていると、1年半くらい長生きするのである。

しかも、長生きするのに生涯医療費は増えない、むしろ減った。1時間以上の方々で1283

図3-6 歩行時間と平均余命・生涯医療費

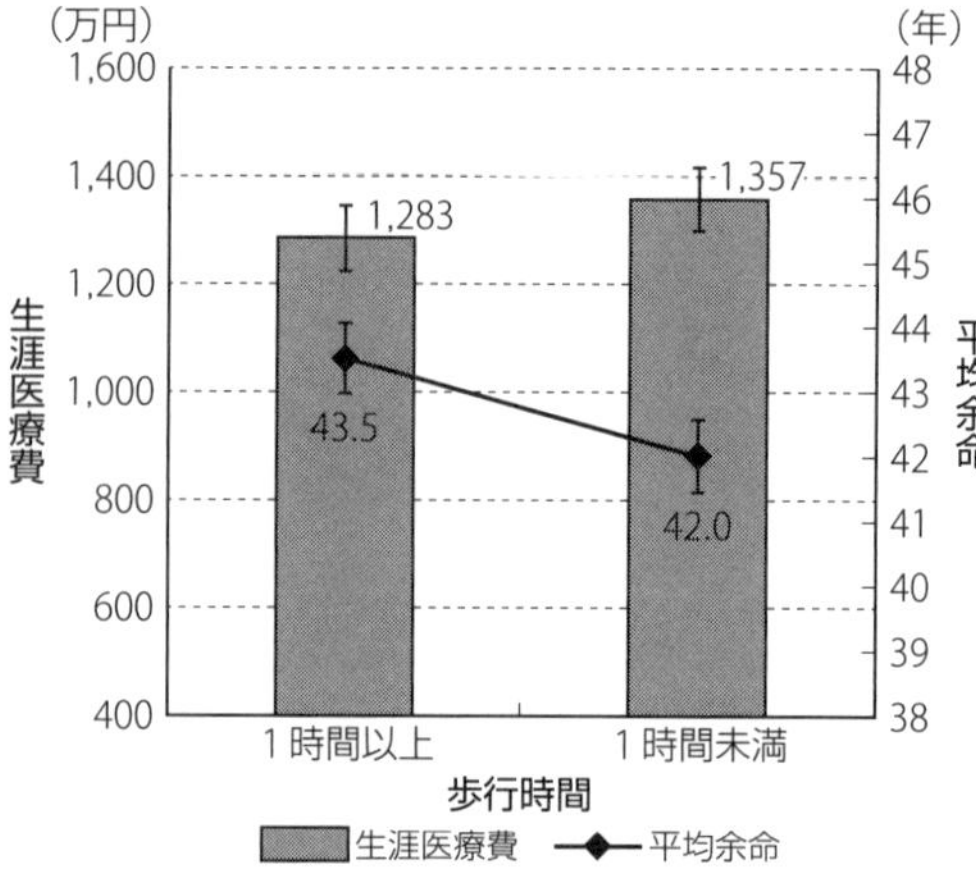

(文献14より)

万円に対して、1時間未満では1357万円と、74万円の差があった。

生活習慣リスクと生涯医療費―まとめ―

以上の結果をまとめてみよう。生活習慣リスクのない方々では、長生きする分だけ生涯医療費は増える（生活習慣リスクを抱えた方々では、短命の分だけ生涯医療費は減る）という予想があったが、話はそれほど単純ではなかった。

タバコは余命を短くし、生涯医療費を減らした。

肥満は余命を短くしたが、生涯医療費を減らさなかった。肥満者に比べて適正体重（死亡リスクを最低にするBMIレベル）は、余命を延ばしたが、男性では生涯医療費を増やさず、女性では生涯医療費を減らした。

そして、運動習慣（1日1時間以上の歩行）は、余命を延ばし、かつ生涯医療費を減らすものであった。

いずれにせよ、短命だから生涯医療費は減る（長命だから増える）という単純なことではない。むしろ、喫煙・肥満・運動不足という基本的な生活習慣リスクを改善することで、生涯医療費を増やすことなく、（あるいは減らせる可能性も残したうえで）余命を延ばすことができる。それが結論なのである。

3 生活習慣リスクに応じた負担のあり方

以上のように、生活習慣は、医療費に相当な影響を及ぼしている。その問題を突き詰めていくと、公的医療保険制度の功（平等）と罪（不平等）ということまで考えざるを得ない。

公的医療保険制度では、国・自治体や事業所と国民（被保険者）が保険料を出し合って、医療費を支払うための資金プールをつくる。そして保険事故（医療を必要とする事態）が発生したときに、そのプールから医療費が支払われる。これにより、病気や怪我をしたときに、当事者の医療費負担が軽減される。そして、保険事故の責任を当事者に問わないことが、公的保険の原理とされている。保険料は、収入に対する一定の割合として設定され、医療を受けた際の自己負担割合も一定となっている。

実に「平等」なシステムがつくられている。しかし、その平等が不平等を生むのである。

「アリとキリギリス」の教訓

イソップ童話の「アリとキリギリス」を例に説明したい。夏の間、アリは勤勉に食料を集めて冬に備えていたが、キリギリスは勝手気ままな生活を楽しみながら、勤勉なアリのことをからかっていた。しかし、夏が去り秋から冬になると、キリギリスは飢え死にしそうになって、アリに助けを請うという話である。

これを生活習慣に当てはめると、タバコを吸うキリギリスと吸わないアリ、1日1時間以上歩いているアリとほとんど歩かないキリギリス、といった関係になろうか。日本の公的医療保険制度では、アリもキリギリスも同じ額の保険料を支払う。一方、どちらの方が医療費をたくさん使うのかと言うと、それはキリギリスである。つまり、キリギリスは、アリの納めた保険料まで使っていることになる。

要するに、アリは、キリギリスの医療費まで負担しているわけである。これが、現在の日本の公的医療保険制度の構図なのである。そして、医療保険財政が苦しくなると、保険料の値上げや自己負担割合の増加などの措置が、アリにもキリギリスにも平等に行われる。表面的には平等なシステムではあるが、実際にはアリが割を食っている不平等なシステムではないか。その状況下で生活習慣の改善を全員に呼びかけても、それはキリギリスにまで届かないであろう。

この問題を打開するには、健康的な生活習慣を奨励するようなインセンティブが必要なのではないか。また、医療保険財政に負担を及ぼす行動をしている方には、それ相応の費用負担を求めるべきではないか。それらを通じて、国民（被保険者）の健康づくり行動を支援するような公的医療保険のシステムに切り替えていくべきではなかろうか。

たとえば、任意加入の自動車保険では、1年間無事故であれば翌年の保険料は割引される。また、安全装備を有している自動車（エアバッグ・ABS・衝突安全ボディなど）では保険料が割引されている。このように、任意加入の自動車保険では、安全運転や事故回避の行動をとった加入者が優遇されるように、保険料を通じたインセンティブを導入している。そして、このインセンティブが交通安全と事故予防に貢献している。

実際に、民間の生命保険では、喫煙者と非喫煙者とで保険料を変えたり、BMIレベルに応じて保険料を設定しているところもある。それと同様のことを公的医療保険で行うことは、すぐには難しいかもしれない。しかし、さまざまな手段を使って予防行動にインセンティブを付与する国は、すでに存在する。

がん検診の受診率を上げるには

国際的に見て、日本のがん検診の受診率は驚くほど低い。やや古いデータであるが、OECDが2011年に公表した、主要国のがん検診受診率を図3-7（次頁）に示す[15]。欧米の受診率は、子宮頸がん検診では7割を超える国が多く、乳がん検診では6割を超える国が多い。それに対して、日本の受診率は、子宮頸がん検診で24・5%、乳がん検診で23・8%。欧米の半分以下なのである。

さらに、乳がん検診の受診率が6割を超えた国では、ほぼ例外なく乳がんの死亡率が減少して

図3-7 がん検診受診率の国際比較

20-69歳女性の子宮頸がん検診受診割合（2009年）
OECD　Health Date 2011より

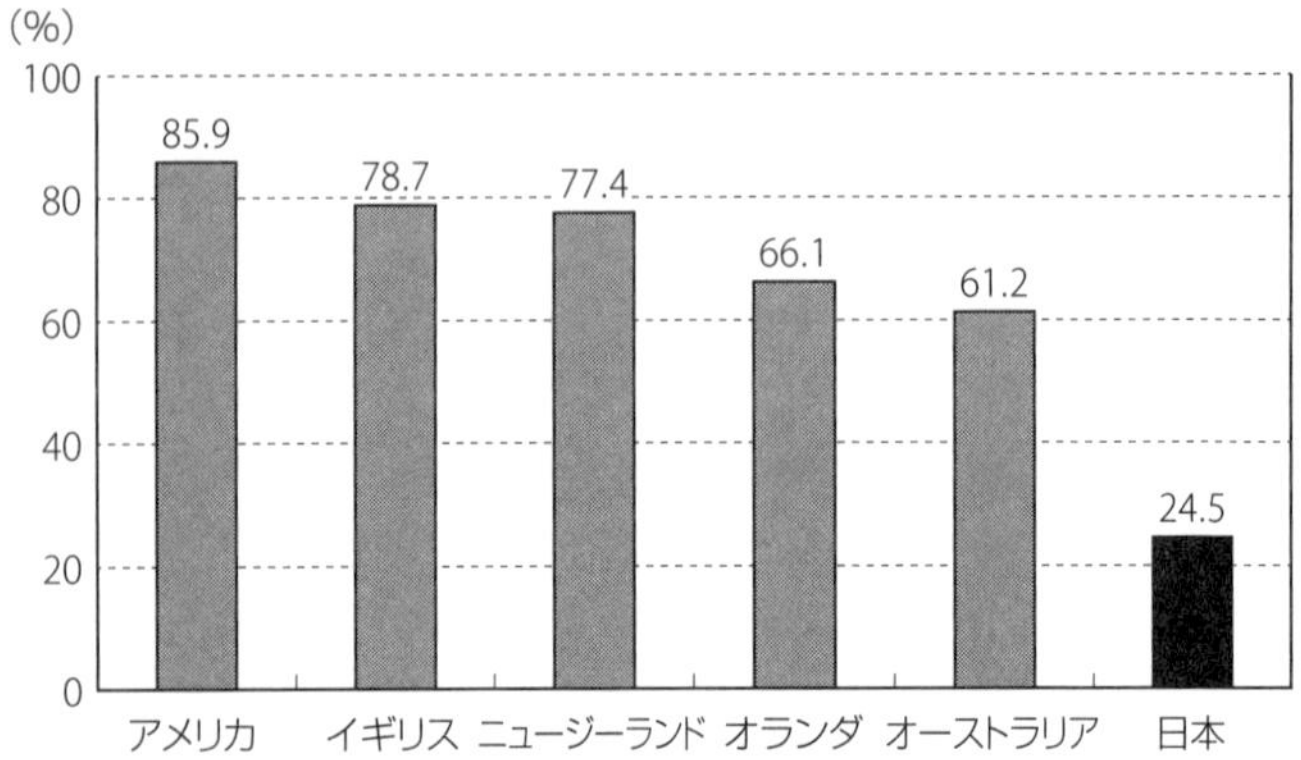

50-69歳女性のマンモグラフィー検診受診割合（2009年）
OECD Health Date 2011より

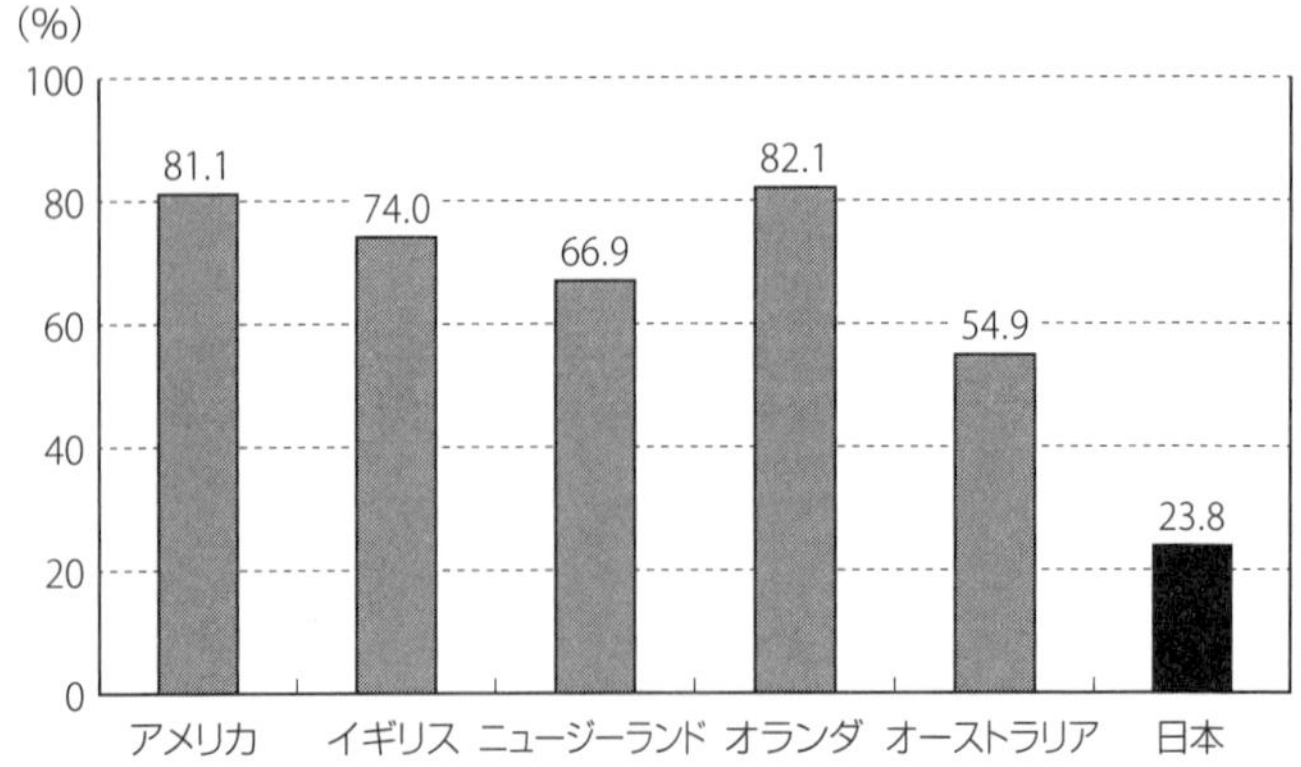

（文献15より）

いることも事実である。欧米の多くの国々では乳がん死亡率が減り始めたのに対して、日本の乳がん死亡率は増え続けている。日本で乳がん死亡率が増えているのは、食事や生活様式が欧米化したからだという、とんでもない誤解がいまでも消えない。実は、本家本元の欧米各国における乳がん死亡率は減っているのである。日本で乳がん死亡率が増え続けている最大の理由は、（食事や生活様式の欧米化よりも）検診受診率の低さにある。

韓国のがん検診受診率は、欧米並みに高い。とくに、2003年にがん管理法を制定して、国家がん検診事業を始めて以降、受診率は急速に増えた。たとえば、乳がん検診の受診率は、2004年の33・2％から、2012年には71・0％へと、2倍以上に増えたのである。その要因の1つが、受診者に対するインセンティブの導入であるという。

この事情に詳しい国立がん研究センターの濱島ちさと室長によると、がん検診で発見された場合には、精密検査費・治療費の自己負担が軽減されることになっているという。具体的には、胃がん検診と大腸がん検診を受けて精密検査が必要となった場合は、無料で精密検査を受けられる。また、がん治療費の本人負担金についても、最大200万ウォン（約20万円）まで公費でカバーされる。韓国では混合診療も導入しているため、通常の保健医療費以外の負担も大きい。したがって、がん検診を受診することにより（がんになった場合の）医療費の自己負担が軽減されると、相当なインセンティブになる。

インセンティブを付与する相手は、国民（がん患者）だけではない。イギリスでは、医師にインセンティブを付与している。第2章で紹介したように、イギリスのＮＨＳ（国民保健サービス）

では、住民たちが近くの一般家庭医（ＧＰ）をかかりつけ医として登録し、その数に応じてＧＰは国から報酬を受ける。それに加えて、イギリス政府はさまざまなインセンティブを付与している。たとえば、登録者（ＧＰとして受け持っている人々）におけるがん検診受診率が一定の目標を達成すると、そのＧＰはＮＨＳからボーナスをもらえる。実際のところ、ＧＰは検診の受診勧奨に熱心だという。高血圧などで受診したときでも、がん検診を受診したかをチェックされ、未受診者はその場で受診予約をされたという話はよく聞く。ＧＰに対するインセンティブは他にもあるが、それについては１３７頁であらためて紹介したい。

国民や医師にインセンティブを付与するには、それ相応の経費を必要とする。それでも、がん検診受診率が上がって早期がんの段階で発見される方が増えれば、（早期がんの医療費は安いので）がん医療費は抑えられるし、（早期がん患者では、後遺症も少なく生存率が高いので）労働生産性も保たれるであろう。その意味で、がん検診の受診勧奨インセンティブのために公費を使うことは、意味のある「投資」と言えよう。

医療費負担を考慮したタバコの適正価格

すでに述べたように、現行のシステムでは、喫煙者の医療費の一部を非喫煙者が負担しているという問題がある。そこで、喫煙者の医療費をすべて喫煙者自身に負担していただく方法を提案したい。これは、私が以前に行った厚生労働科学研究班「各種禁煙対策の経済影響に関する研究」で出されたデータをもとに考察したものである。金沢医科大学（現・北海道大学）の中村幸志准教授は、滋賀県内7町1村に住む40歳から69歳の国民健康保険の加入者、約4500人を10年間追跡して、喫煙者と非喫煙者との間で医療費を比較した。その結果、非喫煙者に比べて、喫煙者の医療費は1月あたり5千円から7千円高いことを報告した。そのうえで、この集団の医療費総額のうち、男性で14・7%、女性で1・2%が喫煙によるものであると推定した。(16)

ここからは私の手計算になるが、男女同数とすると、医療費総額の7・95%が喫煙による。このパーセントを、45歳以上の国民医療費(2011年度)の30兆9758億円に当てはめると、2兆4626億円が、喫煙による医療費ということになる。この医療費は、喫煙者の方々にすべてご負担願いたいのである。

では、どうするか? その金額をタバコ価格に転嫁すればよいのである。日本たばこ協会の発表によると、2011年度のタバコの販売本数は、1975億本であった。そこで単純に、タバコによる医療費2兆4626億円を1975億本で割り算すると、タバコを1本吸うことで12円47銭の医療費が生じることになる。この分をタバコ価格に転嫁して、公的医療保険の財源に納付すればよい。タバコは通常1箱20本入りなので、1本あたり12円47銭を20倍すると1箱250円になる。

よって、現行の1箱410円に、医療費分の250円を加算した「660円」という額が、喫煙者が支払うべき「適正価格」ということになる。そして、1箱あたり250円を「医療費負担分」としてタバコの事業収入から吸い上げて、各公的医療保険の被保険者数に按分した金額を、各公的医療保険の財源に納付すればよい。

これによって、ほとんど事務コストをかけることなく、喫煙者の医療費をすべて喫煙者に負担していただくことが可能となる。その結果、私たちの社会は「アリとキリギリスの矛盾」から解放される。

しかも、タバコ価格の上昇は禁煙の動機づけを高める。その結果、喫煙者がタバコをやめられたら、国民の健康レベルの改善と医療費の軽減にも役立つ。さらに言えば、毎年2兆5千億円近くのお金が公的医療保険の財源に入ってくれれば、医療保険者の財政状況も相当改善するのではなかろうか。実に簡単な政策を打つだけで、医療費負担の不平等も、国民の健康レベルも、そして医療保険財政も、すべて改善するのである。これこそ「三方一両得」ではないか。是非ご検討いただきたい。

4 健康づくりは投資

以上のように、喫煙・肥満・運動不足といった基本的な生活習慣リスクは、私たちの医療費に多大な影響を及ぼしている。繰り返しになるが、医療費全体のうち12・8%が、喫煙・肥満・運動不足によるものであった。このパーセントを、45歳以上の国民医療費(2011年度)の30兆9758億円に当てはめると、約4兆円に相当する。

では、禁煙・体重管理・運動習慣の確立に向けて国民全体を変えることができたら、国民医療費は4兆円も減るであろうか? 実際には、長年にわたる喫煙や肥満のために、不可逆的な病理学的変化がすでに身体のなかで生じている方々もいるので、4兆円すべてが減るとは思えない。

とはいえ、生活習慣改善の効果は、すでに多数報告されている。

たとえば、禁煙年数とともに発がんリスクは低下する。また、アメリカのフラミンガム研究によれば、禁煙して5年経つと、心筋梗塞の発症率は非喫煙者と同等のレベルにまで低下する。[17]

歩行時間（歩数）を増やすことの影響も顕著である。私どもの研究室の大学院生であった周婉婷氏（現・東北大学大学院医学系研究科助教）は、宮城県大崎市の住民を対象に、1994年と2006年の双方で歩行時間を調査し、2006年以降の介護保険認定状況を追跡調査した。その結果、1994年での歩行時間が1日「30分未満」であった高齢者のうち、2006年には「30分以上」へと歩行時間が増えた高齢者では、（「30分未満」のままだった高齢者に比べて）要介護認定の発生率が約3割も下がったのである。[18] 中高年期に生活習慣を改善すれば、要介護のリスクは確実に予防できる（これによる介護費用の節減効果も大きいであろう）。

このように、生活習慣改善が人々の健康と医療費に及ぼす影響は、4兆円とまではいかなくとも、相当の規模に及ぶと言っても差し支えないであろう。その意味で、健康増進と疾病予防は、個人における健康レベルと生活の質（QOL）を改善し、かつ国における社会保障費負担を減らすという、この2つを同時に達成できる方法なのである。その意味で、健康づくりは1つの「投資」と考えるべきではないか。

そこで「健康投資」ということが言われるようになり、経済産業省は「次世代ヘルスケア産業協議会」を立ち上げて、健康投資のあり方について検討を始めている。これについては後で触れることにして、まず認知症予防の可能性とその経済効果について論じ、次に健康日本21（第二次）の目標である「平均寿命の増加分を上回る健康寿命の増加」が達成されたら、医療費・介護費用はどれくらい減るのか、その見積り額を示したい。これらにより、健康投資の規模感をご理解いただきたい。

5 認知症予防の可能性とその経済効果

認知症の急増は、これからの日本社会を脅かす最大の健康問題となる。2012年8月に厚生労働省は、2010年の認知症高齢者数は280万人（65歳以上人口の9・5％）と発表した。これは、要介護認定を受けていて日常生活自立度がⅡ以上（日常生活に支障を来すような症状・行動や意思疎通の困難さがある）の高齢者と定義される。

一方、筑波大学の朝田教授らのグループは、全国の認知症有病者数は2010年時点で約439万人と推計した[19]。これは、65歳以上人口の15％にのぼり、厚生労働省の推計よりも多い。両者の食い違いは、要介護認定を受けていない認知症高齢者の存在や診断基準の違いなどによるとされているが、65歳以上の15％（6－7人に1人）が認知症とは相当なものである。

認知症の経済学

認知症は、医療費・介護費用にも大きな影響を及ぼす。ミシガン大学のランガ博士らは、認知症の治療・介護に要する費用（家族介護などの分も含む）は、認知症患者1人あたりで年間4万1689ドル－5万6290ドル（1ドル＝120円換算で、500万円－675万円）に及ぶと推定した。これを、2010年のアメリカにおける認知症高齢者数に掛けると、アメリカ全体での認知症の医療費・介護費用は、18兆8千億円－26兆円となる。[20]

日本においても、前述のように認知症高齢者は280万人－439万人に及び、しかも介護保険認定（要介護・要支援）の原因疾患の第2位が、「認知症」となっている。厚生労働省「平成25年度 国民生活基礎調査」によると、原因疾患の第1位は「脳血管疾患」（認定者の18・5％）であるが、この割合は減り続けている。一方、「認知症」の割合は増え続け、15・8％になった。首位が入れ替わるときも遠くないであろう。

これらの事情から考えると、認知症の医療費・介護費用は相当な規模に及ぶと思われる。国立長寿医療センター研究所の下方浩史部長（当時）は、認知症の介護費用は2010年度で5兆4千億円と推定し、2030年度には10兆円を超えると予想している。[21] ただし、この金額は介護保険給付費に限ったものであり、介護保険以外の出費（おむつ代・家族介護の費用など）や医療費まで含めると、膨大な費用が認知症のために費やされていると思われる。

認知症を予防して認知症高齢者の増加を食い止めることは、高齢者本人と家族のQOL、そして社会経済の活力と生産性、さらに社会保障体制の維持にとって、まさに喫緊の課題なのである。

認知症高齢者は増え続けるのか？

前に紹介した厚生労働省の推計によると、認知症高齢者数は２０１０年の２８０万人（65歳以上人口の９・５％）から、２０２５年には４７０万人（同12・８％）にまで増加する（15年間で１・７倍）。これは、認知症の年齢階級別頻度が変わらないと仮定して、将来推計人口（年齢階級別人口）に当てはめたものである［図3-8］。今後、後期高齢者が増加するのに伴って、認知症高齢者の数も急増する。それによる介護負担や社会保障負担の増大は計り知れない。

このように日本では、認知症高齢者数が今後も増え続けるとの前提で、さまざまな対策が検討されている。しかし、国際的に見てみると、まったく違う前提で対策を検討している国も少なくない。たとえば、認知症高齢者の数を減らす（認知症の発生を予防する）方策の検討を、認知症対策のスタートに位置付けている国がある。そして、実際に認知症高齢者が減っている国もある。そのことをまず紹介したい。

認知症予防の取り組みを強化して、認知症の発生率が減少すれば、認知症高齢者の増加はどれくらい食い止められるであろうか？　その推計結果を最初に発表したのは、アメリカのジョンズ・ホプキンズ大学のブルックマイヤー教授であり、なんと１９９８年のことである。彼は、認知症予防の効果として、発生率の減少程度について4つのレベル（5％減、10％減、25％減、50％減）を想定して、シミュレーションを行った。その結果を図3-9に示す[22]。

１９９７年には、全米で２３２万人の認知症高齢者がいた。認知症の発生率が現状と変わらないと仮定すると、２００７年には２８９万人、そして２０２７年には４７４万人へと、30年間で

図3-8 認知症高齢者*数の将来推計

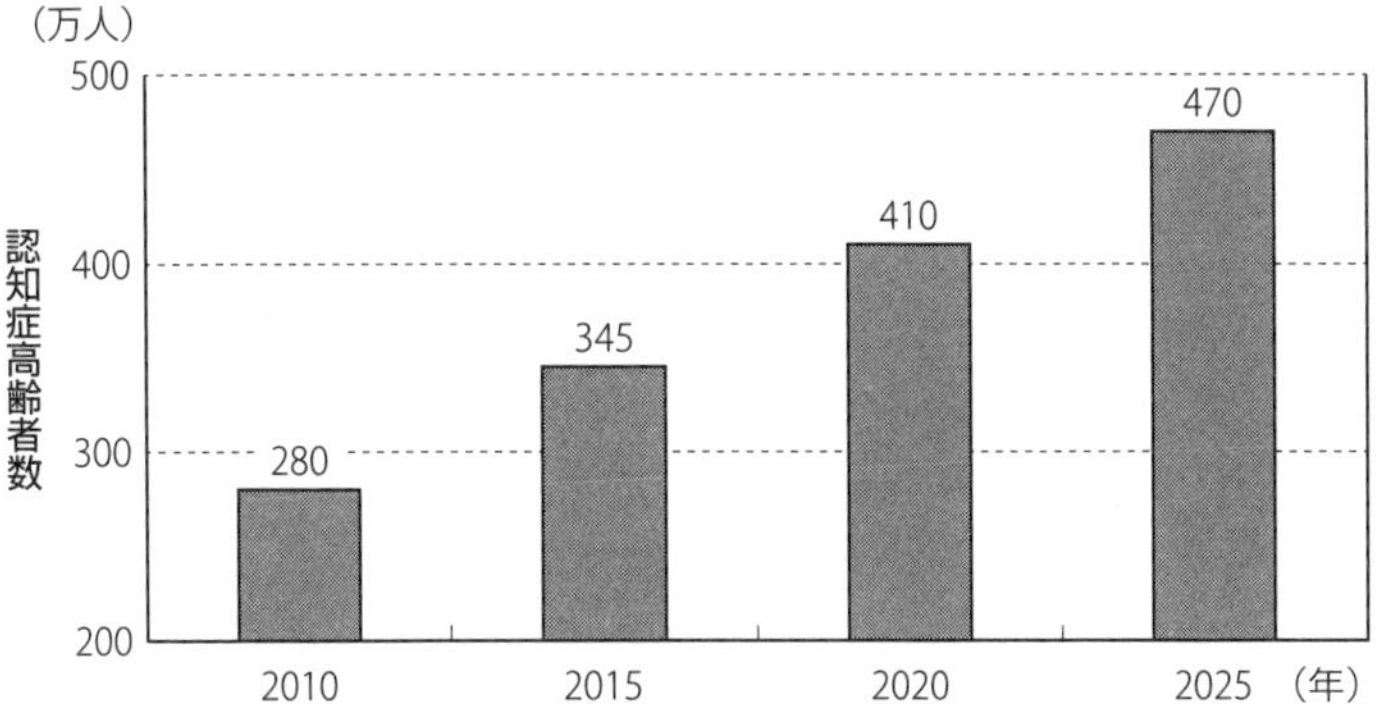

*介護保険認定を受けている者のうち「認知症高齢者の日常生活自立度」Ⅱ以上に該当する高齢者

(厚生労働省データより)

図3-9 認知症の増加は食い止められるか?

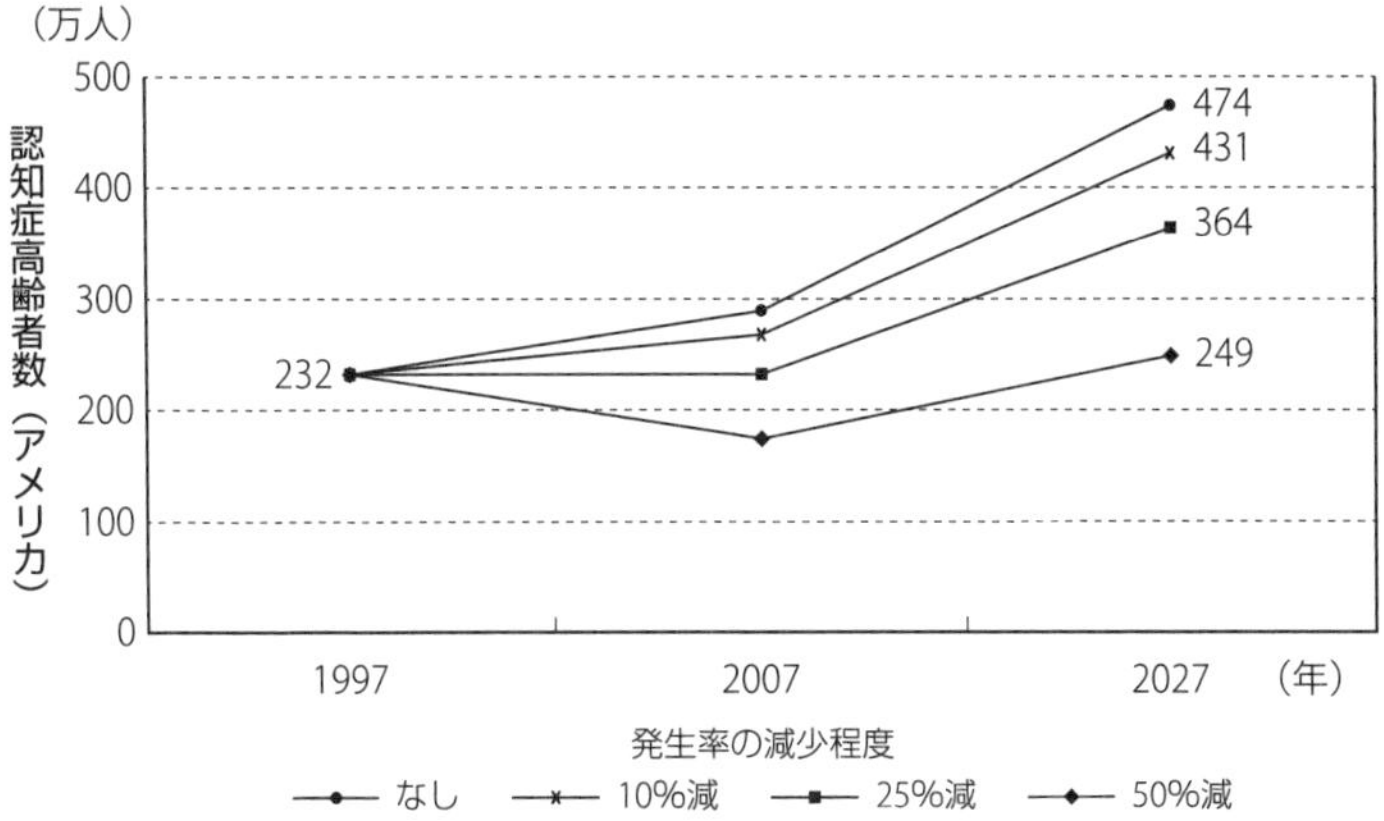

(文献22より)

認知症高齢者の数は倍増する。

それに対して、認知症の発生率を減らすことができれば、認知症高齢者数の増加を食い止めることができる。認知症の発生率を25％減少することができれば、１９９７年と２００７年との間で認知症高齢者の数は増えない（つまり、人口の高齢化による認知症の増加分を食い止めることができる）。さらに言えば、認知症の発生率を50％減少（半減）することができれば、２００７年の認知症高齢者数は、１９９７年よりも減少する。そして、２０２７年になってようやく１９９７年のレベルに達する。

ということは、認知症の発生率を50％減少（半減）することができれば、その社会は20年から30年間の規模で、（人口の高齢化による）認知症高齢者数の増加を先送りできるのである。

これが実現したら、認知症に伴う個人レベルの負担や医療・介護や社会経済での負担も大幅に軽減されるので、私たちの社会は実に暮らしやすいものになるであろう。認知症予防が最優先課題とされる所以である。

では、実際のところ、認知症の予防は可能なのであろうか？

認知症はどれくらい予防できるのか？

認知症の多くは、アルツハイマー型か脳血管性のどちらかによる。先に紹介した朝田教授らの疫学調査では、認知症高齢者のうち、66％がアルツハイマー型で、18％が脳血管性によるものであった[19]。脳血管性認知症の要因は、高血圧や糖尿病、脂質異常などである。

表3-8 アルツハイマー型認知症の要因

要因	相対危険度（95%信頼区間）	保有率	人口寄与危険割合（95%信頼区間）
糖尿病	1.46（1.20-1.77）	6.4%	2.9%　（1.3-4.7）
高血圧	1.61（1.16-2.24）	8.9%	5.1%　（1.4-9.9）
肥満	1.60（1.34-1.92）	3.4%	2.0%　（1.1-3.0）
運動不足	1.82（1.19-2.78）	17.7%	12.7%（3.3-24.0）
抑うつ	1.65（1.42-1.92）	13.2%	7.9%（5.3-10.8）
喫煙	1.59（1.15-2.20）	27.4%	13.9%（3.9-24.7）
低学歴	1.59（1.35-1.86）	40.0%	19.1%（12.3-25.6）
		合計（単純）	49.4%（25.7-68.4）
		合計（補正）	28.2%（14.2-41.5）

（文献23より）

アルツハイマー型認知症の要因もかなり分かってきた。アポリポ蛋白E遺伝子のε4型（APOEε4型）を持っている方では発症リスクが上がるなど、遺伝要因も関与している。とはいえ、遺伝要因は変えようがない。それに対して、生活習慣のように修正可能な（変えることのできる）要因も分かってきた。イギリスの医学誌『ランセット神経学』に掲載された、最新のレビュー論文を紹介したい[23]。この論文は、アルツハイマー型認知症の原因について書かれた医学論文（2005年1月から2014年5月までに出版されたものすべて）を体系的にレビューしたものである。それによると、アルツハイマー型認知症には、7つの修正可能な要因があるという［表3-8］。

それは、糖尿病、高血圧、肥満、運動不足、抑うつ、喫煙、低学歴であった。従来は脳血管性の危険因子と考えられてきたもの（糖尿病、高血圧、肥満、運動不足、喫煙）も、アルツハイマー型認知症の発症リスクを高めることが、近年の疫学研究により分かってきたのである。

表3-8は、それぞれの要因について、相対危険度（その要因を有することで、アルツハイマー型認知症の発症リスクは何倍になるか）、世界全体での要因保有率、そして人口寄与危険割合（アルツハイマー型認知症を発症する方のうち、何パーセントがその要因によるものか）を示している。

相対危険度はそう大きくない。最も大きな「運動不足」でも、1・82に過ぎない。しかし、「運動不足」に該当する人たちは多い（全人口の17・7％）ので、人口寄与危険割合は12・7％という相当な値になる。これは、アルツハイマー型認知症を発症する方のうち、8人に1人は「運動不足」によるという意味である。別の言い方をすれば、人々が身体活動に励むようになれば、アルツハイマー型認知症の発生率を12・7％減らすことができる。

7つの要因の人口寄与危険割合を合計すると、49・4％となった。つまり、アルツハイマー型認知症の約半数は、これら7つの要因によるものと推定される。ところが、たとえば運動不足の人では肥満が多く、肥満の方では糖尿病や高血圧が多いといったように、各要因は重なり合う。その問題を補正した結果、表3-8に掲げた7つの要因による人口寄与危険割合は、28・2％となった。すなわち、この7つの要因をすべて取り除くことができれば、アルツハイマー型認知症の発生率は3割近く減らせるということである。

アルツハイマー型認知症は、もはや原因不明でも予防不可能でもない。低学歴は別にして、残る6要因（糖尿病、高血圧、肥満、運動不足、抑うつ、喫煙）は、予防も治療も可能なものばかりである。糖尿病や高血圧であっても、服薬などにより血糖値や血圧値を正常範囲内にコントロールできている人では、アルツハイマー型認知症の発症リスクは上がらない。実際に、さまざまな新薬の開発・普及により、先進国の国民における血糖や血圧の平均値は低下している。そして喫煙は、欧米の感覚ではすでに過去のものとなりつつある。

少なくとも欧米の状況を考える限り、7つの要因のうち肥満や運動不足、抑うつが増えているという問題はあるにせよ、糖尿病・高血圧・喫煙のリスクは確実に低下している。さらに、国民全体の学歴も、時代とともに上がっている。これら4要因（糖尿病・高血圧・喫煙・低学歴）の改善は、アルツハイマー型認知症の発症リスクを下げるものである。しかも、そのなかの3要因（糖尿病・高血圧・喫煙）の改善は、脳血管性認知症の発症リスクも下げる。

ということは、認知症のリスクは、全体として減っていると考えてもよいのではないか？

その通り、欧米では実際に認知症が減り始めているのである。

欧米では認知症が減り始めている

イギリスでは、8千人弱の高齢者を対象に、認知症の診断を行う地域調査を、1989－1994年（第1期）と2008－2011年（第2期）の2度にわたって実施し、認知症の有病率を比較した[24]。その結果、20年前に比べて、認知症の有病率が減少していることが分かった［図3-10、次頁］。

図3-10 認知症有病率の推移（イギリス）

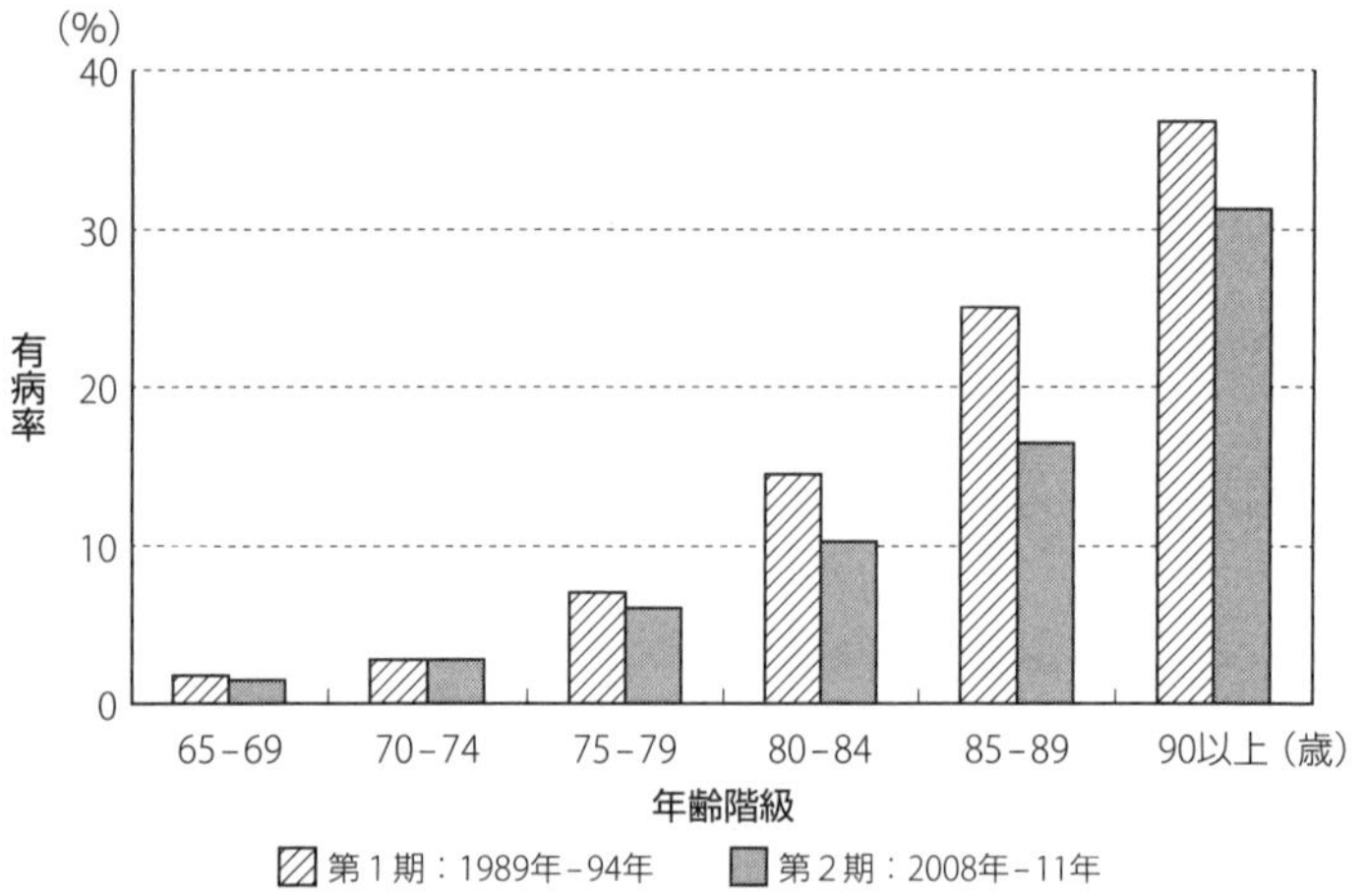

（文献24より）

認知症の有病率を年齢階級別に比較すると、75歳未満で変化はないが、75歳以上では第２期の方が少なく、その差は年齢とともに拡がっている。そして、高齢者全体での年齢調整有病率（この間の人口高齢化の影響を補正するために、２０１１年のイギリスの人口構成を基準として調整した値）は、８・３％（高齢者１０００人のうち83人）から６・５％（同65人）へと、ほぼ４分の３になったのであった。これを認知症高齢者数に換算すると、以下のようになる。

１９９１年当時、イギリスには66万４千人の認知症高齢者がいた。そのときの年齢階級別有病率が変わらなかったとすると、高齢者人口の増加により２０１１年の認知症高齢者数は88万４千人まで増えたはずである。しかし、実際の認知症高齢者は67万人にとどまっていた。

つまり、１９９１年から２０１１年までの20年間で、イギリスでは高齢者人口が増えたにもかかわらず、認知症高齢者数は増えなかったのである。図3-9（129頁）のシナリオは遠い夢物語ではなく、イギリスでは実際に起きていたのである。その結果、イギリス社会は、人口高齢化による認知症高齢者数の増加という社会負担を20年にわたって先送りできた。

認知症が減っている国は、イギリスだけではない。アメリカでは、重症認知機能障害の年齢調整有病率が、1982年の5・7%から、1999年には2・9%へと、ほぼ半減したことが全国調査から分かっている。[25] オランダでは、ロッテルダムで行われているコホート研究により、認知症の年齢調整罹患率がこの10年で25%低下したことが分かった。[26] しかも、頭部MRI撮影により、10年前と比べて最近の高齢者では脳の容積が増えて、脳内の血管性病変も減っていることが確認されている。スペインのザラゴザ地方の住民調査では、1988－1989年と1994－1996年との間で、認知症の年齢調整有病率は5・2%から3・9%に低下し、とくに70歳から84歳の男性では有意な差があった。[27] スウェーデンのストックホルム中央部（クングスホルメン地区）で20年以上にわたって続いている認知症の疫学調査によると、1994年と2008年との間で、認知症の年齢調整有病率（認知症とすでに診断された者の割合）は変わっていない（17・5%VS17・9%）が、認知症のある高齢者における死亡率が3割程度低下している（生存期間が延長している）ことを考えると、認知症の罹患率（新たに認知症と診断される者の割合）は相当低下していると思われるとのことであった。[28]

以上のように、欧米各国では、認知症の年齢調整有病率が低下している。その要因として、糖尿病・高血圧のコントロールが国全体で改善してきたこと、喫煙率が低下したこと、高学歴化が進行していることなどが考えられている。

では、日本でも認知症高齢者は減っているのであろうか？　実は、誰も分かっていない。これまで紹介した欧米の調査研究では、同じ調査方法・同じ診断基準を使って、同じ地区の高齢者を対象とする調査を複数回行って、認知症の有病率を比較している。ところが、日本ではこのような調査が行われていない。だから、認知症が増えているか減っているかさえ分からないのが、日本の現状である。そのような状況で、認知症対策が組めるのであろうか？　これまでも、認知症の有病率調査はさまざまな地域で行われてきた。しかし、調査方法や診断基準が調査により異なっているため、比較可能なデータにはなっていない。まず日本で行うべきは、これまで調査が行われた地域で、前回と同じ方法・診断基準で調査を再び行って、有病率の推移を明らかにすることではないか。そのうえで、いくつかの地域を定点モニタリング調査地区として、定期的に有病率調査を繰り返すシステムを構築するべきではないか。

認知症の実態に関する基礎データなしには、認知症対策の企画も評価もできるはずがない。日本では、行政も研究者もメディアも、「認知症は増えるもの」という先入観にとらわれ過ぎていないだろうか。その根拠はないにもかかわらず、である。

一方、欧米では、認知症は減らせるという希望に照らされて、さらなる予防対策の拡充に乗り出している。そのような希望は、日本にいる限り感じられない。誤った現状認識は、誤った方向性につながりかねないのである。

認知症対策の重点を治療から予防へ

日本の認知症対策は、治療に軸足が置かれ過ぎているように思われてならない。認知症の治療薬や治療法を開発することの重要性に異議を唱えるものではないが、むしろ認知症にならないようにすることの方が大事ではないか。「もっと予防を重視すべきだ」と言いたい。

すでに述べた6要因（糖尿病、高血圧、肥満、運動不足、抑うつ、喫煙）について対策を強化することで、認知症は相当程度、予防できるのである。実際に、イギリスでは「心臓に良いことは脳にも良い」というスローガンのもと、6要因の改善に取り組んできた。そして、高血圧患者の管理がうまくいっているGPにはボーナスを支払うなど、インセンティブまで付与している。それが、認知症の年齢調整有病率の低下に貢献したことには疑う余地がない。

それ以外の要因でも、認知症リスクの低下と関係のある食習慣や生活行動などが、少しずつ解明されている。それらの研究をさらに進めて、認知症予防の方法を解明するとともに、その効果を大規模介入試験により検証し、真に科学的なエビデンスに基づく認知症予防を確立し、国全体で普及させることこそが、超高齢化に突入した日本社会の最大優先事項であると思われてならない。これにより認知症予防が成功した場合、日本の社会保障体制や社会経済的活力に及ぼす影響は、どれほどの規模に及ぶのであろうか？　にわかに見当はつかないが、これこそが未来に向けた最大の「投資」なのである。

かつてアメリカでは、アポロ計画に成功した後、次の国家的科学プロジェクトの標的を「がん」と決めた。１９７１年、ニクソン大統領（当時）は「米国がん対策法」に署名した際に、「西暦

2000年までに、アメリカのがん死亡率を半減させる」と宣言した。そして、国立がん研究所をはじめとする研究機関を充実させ、がん研究に巨額の国費を投入した。しかし、それから10年経っても、がん死亡率は一向に減らなかった（むしろ増加し続けた）ことから、がん対策のあり方について深刻な議論が交わされたことがある。

そして、がん対策の重点を治療から予防へとシフトさせ、禁煙などの生活習慣改善やがん検診の受診率向上策といった地道な予防活動を1980年代に強力に推進した結果、がんの死亡率も罹患率も1990年より減り始めた。そこでアメリカ対がん協会は、（現状の減少傾向が続けば）1990年から2015年までの間に、アメリカ人のがんの年齢調整死亡率は21％減ると推計したうえで、さらに努力を重ねて死亡率半減というゴールに挑むべきであると述べている。〈29〉

アメリカのがん対策が成功をおさめたことの背景・理由を、日本の認知症対策にも応用するべきである。何と言っても、予防に勝る治療はないのだから。

6 健康づくりの投資効果

現在、健康寿命を延ばすことが、国の政策のなかでも重要な課題になってきた。たとえば、2012年7月に告示された「健康日本21（第二次）」では、12年後（2010年から2022年まで）に「平均寿命の増加分を上回る健康寿命の増加」ということを目標とした。また、2014年6月に閣議決定した「日本再興戦略」では、「2020年までに国民の健康寿命を1歳以上延伸」させるという目標を掲げている。

健康日本21（第二次）による健康寿命延伸の規模

私は健康日本21（第二次）の目標設定に関わらせていただいたが、健康寿命に関する具体的な数値目標を示さなかった。それは、平均寿命と健康寿命の差である「不健康期間」を短縮させることが何よりも重要と考えたからである。その理由は後述するとして、まずは健康日本21（第二次）の目標を達成するには、どれくらい健康寿命を延ばさなければならないのか、その規模感を示しておきたい。

国立社会保障・人口問題研究所が２０１２年1月に公表した「日本の将来推計人口」では、平均寿命の将来推計値も示されている。それによると、健康日本21（第二次）の目標年である２０２２年における平均寿命は、男性81・15年、女性87・87年と推計されている。そして、２０１０年の平均寿命は、男性79・55年、女性86・30年であったので、２０１０年から２０２２年までの12年間で、平均寿命は、男性で1・60年、女性で1・57年延びることになる。それよりも長く健康寿命を延ばすことが、健康日本21（第二次）の目標なのである。一方、「日本再興戦略」では、２０１０年から２０２０年までの間に健康寿命を1歳以上延ばすことを目標にしているので、健康日本21（第二次）の方がアンビシャスな目標を掲げていると言っていい。

健康日本21（第二次）で「平均寿命の増加分を上回る健康寿命の増加」という目標を設定した理由に戻る。これは、平均寿命と健康寿命との差（不健康期間）を短縮させることが重要であるという「戦略的」な考え方に基づいている。

平均寿命と健康寿命との差とは、「健康上の理由で生活に支障がある期間」のことである。この期間は、個人レベルで考えると、健康レベルやQOLが低い状態で暮らす期間である。社会保障レベルで考えると、医療費や介護費用はこの期間に集中する。そこで、平均寿命の延び以上に健康寿命を延ばすことにより、その分だけ不健康期間が短縮すれば、個人レベルではQOLが向上するであろうし、国レベルでは医療費・介護費用が減ることになる。

この点において、健康づくりと社会保障制度のサステイナビリティ（持続可能性）とがリンクする。そこを目指したいと思ったのである。その意味で、「平均寿命の増加分を上回る健康寿命の増加」という目標には、健康づくりを「投資」と位置付ける戦略が描かれている。

健康日本21（第二次）の達成で5兆円の節減を

では実際に、健康日本21（第二次）の目標が達成されたら、社会保障負担（医療費と介護費用）はどれくらい減るのであろうか？　これについては、藤田保健衛生大学の橋本修二教授が代表を務められた厚生労働省研究班で検討が行われたので、その結果を紹介する。

この問題に答えるには、2段階の検討が必要となる。第1に、健康日本21（第二次）の目標を達成するには、不健康割合（その集団のなかで、日常生活に支障のある人々の割合）をどれくらい減らさなければいけないのかという検討である。ここでは、介護保険認定に特化して検討を行った。シミュレーションの結果、不健康割合（日常生活が自立していない方：要介護2以上の方の割合）を10年後に現状の90％に抑えることができれば（10年間で10％減少できれば）、健康日本21（第二次）の目標は達成されることが分かった[30]。

これに基づいて、私どもの研究室の遠又靖丈助教が、要介護認定者数と医療費・介護費用の将来予測を行った[31]。

10年間で10％減少させることが目標となるので、２０１１年から要介護2以上の認定者数を、1年ごとに1％ずつ減らしていくという仮定で検討を始める。すると、要介護認定者数（要介護2以上）の推定減少人数は、２０１１年では2・5万人であるが、年とともに（減少率が増えるため）その人数も増加する。２０１５年には14・9万人減、２０２０年には35・4万人減が見込まれる。10年間で累計すると、要介護認定者の減少数は１７６万人となる。

第2の検討は、前述のように要介護認定者数が減少した場合、医療費や介護費用はどれくらい節減されるかというものである。これは単純な話で、要介護度区分別の医療費と介護費用を、人数に掛け算すればよい。

結論だけを言えば、医療費・介護費用は、10年間の累計で最大5兆3千億円（医療費：8千億円、介護費用：4兆5千億円）が節減されることになる。

これを計算した後、２０１３年8月に厚生労働省が「『健康寿命が延伸する社会』に向けた予防・健康管理に関する取組の推進」を発表した。高齢者への介護予防や現役世代からの健康づくりの推進などにより、5兆円規模の医療費・介護費用の節減を目指すと書かれていることを知って、私は驚いた。このプランに私は関わっていないけれども、それでも同じ試算額が出たということは、健康日本21（第二次）もこのプランも目指すところは同じであり、十分に実現可能であることを示唆していると言えよう。

このように、健康づくり対策を推進することは、人口減少高齢化によって今後さらに厳しくなる社会保障財政に大きく貢献するものであり、まさに未来に向けた「投資」なのである。そこで、健康づくりを1つの投資とする考え、「健康投資」ということが注目されている。

健康投資から健康経営へ

近年、従業員に対する健康づくり施策を「投資」と捉えて経営戦略の一部に位置付ける「健康経営」という言葉が注目されている。後で述べる「健康経営格付」を行っている日本政策投資銀行（DBJ）は、健康経営を「従業員の健康増進を重視し、健康管理を経営課題として捉え、その実践を図ることで従業員の健康の維持・増進と会社の生産性向上を目指す経営手法」と定義している。

実際、アメリカのエディントンらは、ある大企業の従業員の健康問題に関連するコスト（企業負担）を集計して、その構造を示している[32]［図3-11］。

これで分かるように、医療費は企業負担のごく一部に過ぎないのであって、むしろプレゼンティズムによる損失の方がはるかに大きいのである。「プレゼンティズム」とは、出勤してはいても何らかの健康問題のために業務能率が落ちている状態のことを言う。これが、欠勤（アブセンティズム）や医療費よりも、経営者の負担となっているのである。プレゼンティズムの原因とな

図3-11 従業員の健康関連コストの構造

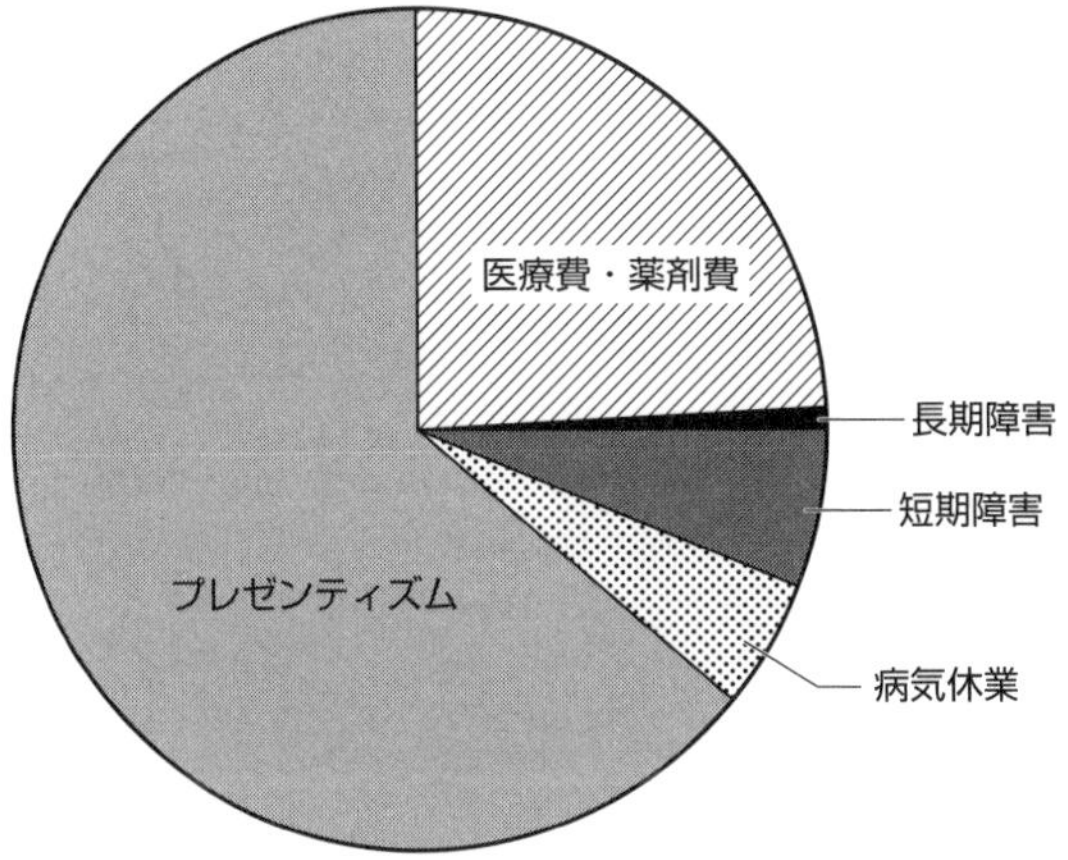

（文献32より）

る疾患は、抑うつ・不安、偏頭痛、呼吸器疾患、関節炎や腰痛、アレルギー疾患など、さまざまである。

したがって、健康経営のカバーする範囲は、疾病予防や健康増進だけでなく、プレゼンティズムを減らすような幅広い対策まで含まれる。

健康経営の実践例

そこで、従業員の健康づくりに加えて、メンタルヘルス支援や作業環境の整備なども含めた、働きやすい職場をつくることの重要性が主にアメリカで強調され、実践されるようになった。

その投資効果について、『ハーバード・ビジネス・レビュー日本語版』（2014年9月号）に掲載された、テキサスA&M大学のベリー教授らの論文を紹介したい[33]（この論文をご紹介いただいた株式会社ルネサンスの高崎尚樹・ヘルスケア事業本部長に深謝申し上げます）。

ジョンソン&ジョンソンは、1995年より、従業員向けの健康増進プログラムを実施した。それ以降、従業員の喫煙率が3分の1以下に低下し、高血圧や運動不足の人も半分以下になり、過去10年間の累計で2億5千万ドルもの医療費が節減できたという。結果として、健康増進プログラムの費用1ドルあたり2・71ドルの投資収益が得られたという。

テキサス州立大学MDアンダーソンがんセンターは、従業員の健康福祉を扱う部門に補償・外傷対応チームを設け、医師・看護師を配置した。以後の6年間で、怪我や病気による欠勤は80%、勤務時間の変更は64%も減少し、その貨幣価値は150万ドルに達したという。

他にもさまざまな例が紹介されているので、興味のある方はご覧いただきたい。また、この論文は、職場の健康づくりを幅広く定義している。以下に引用する。[33]

「健康とは身体上の問題に限らない。特に、鬱やストレスは、生産性低下の大きな原因であることが判明している。健康増進プログラムの管理運営を担う人は、食習慣や運動に留まらない幅広い視点を持つ必要がある」として、いくつかの事例を紹介している。

たとえば、健康情報サービス業のヘルスワイズという会社では、「隔週水曜日の午後に、健康スナックを食べながら同僚たちと交流を図る会を催している。ある幹部はこれを『大人のための休憩時間』と呼んでおり、チームの壁を超えた人脈づくりの機会にすることで『絶対に元が取れる』投資になる」のだと言っている。

以前にニュースで聞いた話であるが、日本のある会社では、毎週ある曜日の終業後に、1つの課の従業員が会社中を掃除するそうである。たとえば、第1週は庶務課、第2週は営業課、第3

週は商品開発課、第4週は経理課といった具合に、その課の従業員が総出で他の課に出向いて掃除して回る。すると、他の課の状況もよく分かるし、日頃会わない人（以前は同じ課で勤務していたが、他の課に異動した人など）と会えることで情報交換や業務上の連携が活発化し、会社の業績もアップしたという。

現在は、会社のなかの人間関係が希薄になりつつある。それにより従業員が孤立したり、心身に変調を来したりすることも少なくない。会社内の人間関係の活性化やソーシャルキャピタルの醸成に努めることは、プレゼンティズムの予防・減少に役立つものであろう。

先の論文[33]に戻ると、観光・娯楽業を営むビルトモアという会社は、「離婚、重病、死別や悲劇からの立ち直り、子育て、老親の介護といった悩みを抱える従業員とその家族を支援するために、特定宗派に属さない司祭による二十四時間対応のサービスを無償で提供している」という。これは、「プライバシーに配慮した無償サービス」であり、「利用するかどうかは本人次第である。」そして、利用者が司祭と面会する場所は、「相手の自宅、葬儀場、スターバックスの店内など」さまざまだという。司祭に会って、宗教儀式をお願いするのではない。依頼者の悩みに寄り添ってもらうのである。このサービスは、従業員と家族のメンタルヘルス支援に相当役立っていると思われる。

実は、私が臨床研修を受けた横須賀の在日アメリカ海軍病院にも、司祭が常時勤務していた。そこで、私たちが患者にがんの宣告などを行う際、患者や家族がさまざまな悩みを抱えている際に、私たちは彼らに司祭との面会を勧めた。それにより立ち直ることができた方が多かったことを覚えている。つまり、アメリカの医師たちは、そのようなバックアップのもと、患者にがんの告知などを行っているのである。それに比べると、日本の医師たちの心理的負担は相当大きい。

話を戻すと、従業員の健康づくりがカバーする範囲は、健診や生活習慣改善プログラムにとどまらず、職場の人間関係づくりやメンタルヘルス支援など、多岐にわたるものである。社員食堂で健康的な食事を提供することや職場での受動喫煙を防止するなど、健康づくりに向けた社会環境の整備も不可欠であろう。健康づくりに積極的な従業員を称揚し、それを会社全体に拡げる試みも重要である。ワーク・ライフ・バランスも欠かせない。これらがうまくいってこそ、プレゼンティズムは予防・減少するのであり、健康経営の「キモ」と言っても過言ではない。

ただ、ここで注意したいことは、医療費節減や生産性向上のために従業員に健康づくりを強制してはいけない、ということである。その考えは根本的に間違っているし、実際に長続きしないであろう。むしろ、従業員一人ひとりの健康と幸福が最重要事項であることを経営者が表明し、その実現を企業の理念としていただきたい。そして、その理念を経営者と従業員が共有し、その実現に向けて取り組もうとする組織文化を醸成することが重要なのである。

経営者と従業員がその文化に誇りをもつことができれば、お互いの絆はさらに深まるであろう。その結果、従業員の健康レベルも生産性も、企業の社会的イメージも業績も、さらに向上するであろう。これこそが健康経営の目指すところなのである。

日本での取り組み

健康投資や健康経営という取り組みは、東京大学政策ビジョン研究センター健康経営ユニット特任助教で、ヘルスケア・コミッティー会長の古井祐司博士らが中心になって続けられてきた。その輪は徐々に拡がり、たとえば、日本政策投資銀行は、ヘルスケア・コミッティーと連携して評価システムを開発し、従業員の健康配慮への取り組みに優れた企業を評価・選定し、その評価に応じて融資条件を設定する「健康経営格付」を始めた。現時点で、約20社にその形での融資を行っているという。

青森銀行は、青森県民の平均寿命が全国で最も短いことを踏まえて、「あおぎん健康宣言」を策定した。そして、青森銀行従業員の健康づくりを充実させることに加えて、健康増進に取り組む事業者には融資金利を優遇するとともに、その事業者の従業員への個人ローン金利も優遇することとした。従業員まで優遇されるとなると、会社ぐるみで健康づくりに励むインセンティブとなろう。

そして経済産業省は、「次世代ヘルスケア産業協議会」を2013年12月に発足させ、そのなかに「健康投資ワーキンググループ（WG）」を置いて、企業・個人における健康投資を促進するための方策を検討している。同協議会は、「健康寿命延伸分野の市場創出及び産業育成は、国民のQOL（生活の豊かさ）の向上、国民医療費の抑制、雇用拡大及び我が国経済の成長に資するもの」という認識に立って、事業環境・健康投資・品質評価の各WGを設置して検討を行っている。

健康投資WGは、企業や健康保険組合における健康投資の取り組み状況を評価する指標の構築、健康優良企業をプラス評価する「健康経営銘柄」の設定、健康経営に関するインセンティブの制度設計などについて議論を行っている。

私も同協議会・健康投資WGの委員であるが、職場の健康づくりに実績のある医師や産業界の方々のご参加のもと、会議の度にエキサイティングな議論が展開され、すでに施策化されたものもある。詳細については、議事録と配布資料を経済産業省のホームページでご覧いただきたい。このような方向性が日本でも芽生えたことを嬉しく思っている。

ここでは協議会の枠を超えて、1つの議論を提起しておきたい。

国そのものの健康経営を

これまで「健康経営」と言うと、民間企業での健康づくり手法が主に論じられてきた。むしろ、その枠をもっと拡げて、「国家の健康経営」まで考えてみたいのである。先に紹介した日本政策投資銀行の定義をもじって言えば、次のようになろうか。

すなわち、国家の健康経営とは、「国民の健康増進を重視し、健康管理を国家の経営課題として捉え、その実践を図ることで国民の健康の維持・増進と国家の生産性向上を目指す経営手法」ということになる。これを推進しなければならない。その場合、健康経営の対象は、狭義の「健康づくり」にとどまらないことを明記する必要がある。

「教育も投資」なのである。たとえば、第2章で紹介したように、貧困家庭の子どもに早期教育を施したペリー教育プログラムでは、プログラムの実施費用1ドルに対して公財政支出（生活保護の費用、就労促進プログラムの費用、犯罪者の更生費用など）7・16ドルが節減されたという。これほど効率の良い投資が他にあろうか。ＯＥＣＤの統計などでも明らかなように、日本の教育に対する公的支出は、先進国のなかでも低い方である。少子化が進んでいるいまこそ、公共教育への投資のあり方を再検討していただきたいものである。

「介護も投資」なのである。介護保険制度が始まってから、高齢者や家族の生活の質（ＱＯＬ）は格段に向上した。これは、世界に誇るべき日本の制度であることは言うまでもない。しかし、介護費用の急増に伴って、介護報酬の切り下げや自己負担割合の増額など、さまざまな抑制策が講じられている。確かに、介護保険財政という枠のなかで考える限り、やむを得ないことかもしれない。しかし、ここで発想を変えていただきたいのである。「介護は投資」なのであると。

日本では、労働力人口が急速に減少しており、女性の社会進出が強く要請されている。とはいえ、女性も男性も安心して働くには、年老いた親が要介護状態になっても、その子どもたちが外で仕事を続けられるようでなければならない。しかし実際には、年老いた親が要介護状態になったとき、子どもが仕事を辞めて介護に当たる「介護退職」が相次いでいる。こうした状況は、日本の労働生産性にとって損失ではないか。

現在、日本の介護現場は深刻な人手不足に悩んでいる。今後、高齢者の急増に伴って、介護職員はさらに必要になる。厚生労働省の試算によると、２００５年には１１２・５万人（労働力人口の１・７％）であった介護職員数は、２０２５年には２１２万‐２５５万人（同３・４％‐

4・4％）へと倍増するという。それだけの職員を確保するには、それ相応の待遇が必要となろう。

介護保険財政が厳しいのは事実である。しかし、そのために介護報酬を抑制すれば、介護職員は確保できず、介護の現場は縮小する。すると、家族介護者の存在が不可欠となり、「介護退職」に至り労働力が奪われるため、日本経済も縮小してしまう。すべてが縮小再生産に向かってしまうのである。いま一度、「介護は投資」という観点から、介護保険制度のあり方を再検討するべきではないか。そうしないと、超高齢化社会が若者の生産性まで奪いかねない。

これは、教育や介護だけの問題ではない。「すべての政策に健康の視点を（HiAP）」ということを第2章で述べたが、人々の健康や生産性に関わるすべての公共政策について、健康投資・健康経営の視点をもって再編成することが求められている。これこそが、「2025年問題」を乗り越えるための戦略であり、日本社会の再興（生産性の向上と社会の安定）をもたらすものではなかろうか。

さらに言えば、「公共政策は投資」という位置付けをさらに明確にするべきである。投資である以上は、そのリターンについても意識しなければならない。つまり、ある政策に一定額の資金（予算）を投入（投資）することで得られる効果（健康レベルや生産性の向上による貨幣価値）を明確に示すことが必要となる。その投資対効果を明示し、さまざまな政策の間で比較と選択が行われる体制が求められている。

【引用・参考文献】

〈1〉Fries JF, et al:N Engl J Med, 329:321-325, 1993
〈2〉Tsuji I, et al:J Epidemiol, 8:258-263, 1998
〈3〉辻一郎「医療費分析による保健医療の効率評価に関する実証研究」『厚生科学研究費補助金（政策科学推進研究事業）平成16～18年度報告書』、２００７年
〈4〉Izumi Y, et al:Int J Epidemiol, 30:616-621, 2001
〈5〉Kuriyama S, et al:Int J Obes Metab Disord, 26:1069-1074, 2002
〈6〉Tsuji I, et al:Int J Epidemiol, 32:809-814, 2003
〈7〉Kuriyama S, et al:Prev Med, 39:1194-1199, 2004
〈8〉Ohmori-Matsuda K, et al:Prev Med, 44:349-355, 2007
〈9〉Daviglus ML, et al:N Engl J Med, 339:1122-1129, 1998
〈10〉Hayashida K, et al:Health Policy, 94:84-89, 2010
〈11〉Nagai M, et al:BMJ, Open:2012-000940
〈12〉Sasazuki S, et al:J Epidemiol, 21:417-430, 2011
〈13〉Berrinton de Gonzalez A, et al:N Engl J Med, 363:2211-2219, 2010
〈14〉Nagai M, et al:BMJ, Open:2011-000240
〈15〉https://www.gankenshin50.go.jp/campaign_26/outline/low.html
〈16〉中村幸志・岡村智教「喫煙および禁煙が医療費に及ぼす影響」『厚生労働科学研究費補助金（循環器疾患・糖尿病等生活習慣病対策総合研究事業）各種禁煙対策の経済影響に関する研究平成22年度研究報告書』、２０１２年
〈17〉Rosenberg L, et al:N Engl J Med, 322:213-217, 1990

〈18〉Chou WT, et al:Prev Med, 59:68-72, 2014
〈19〉朝田隆：臨床神経、52：962-964、2012
〈20〉Hurd MD, et al:N Engl J Med, 368:1326-1334, 2013
〈21〉下方浩史：最新医学、61：2368-2373、2006
〈22〉Brookmeyer R, et al:Am J Public Health, 88:1337-1342, 1998
〈23〉Norton S, et al:Lancet Neurol, 13:788-794, 2014
〈24〉Matthew FE, et al:Lancet, 382:1405-1412, 2013
〈25〉Manton KC:Adv Gerontol, 16:30-37, 2005
〈26〉Schrijvers EMC, et al:Neurol, 78:1456-1463, 2012
〈27〉Lobo A, et al:Acta Psychiatr Scand, 116:299-307, 2007
〈28〉Qiu C, et al:Neurol, 80:1888-1894, 2013
〈29〉Byers T, et al:Cancer, 86:715-727, 1999
〈30〉橋本修二、他：日本公衆衛生雑誌、60：738-744、2013
〈31〉遠又靖丈、他：日本公衆衛生雑誌、61：679-685、2014
〈32〉Eddington DW, Burton WN. 〝Health and productivity〟. A Practical Approach to Occupational and Environmental Medicine. McCunney, RJ. Third Edition.Philadelphia.Lippincott Williams & Wilkins.2003, 140-152
〈33〉有賀裕子訳：Diamond Harvard Business Review, Sep 2014:114-125

第4章

東日本大震災の被災地から「2025年問題」を考える

1 東京から石巻市雄勝町へ

２０１１年3月11日午後2時46分、私は東京にいた。会議と会議の合間を埋めるために東京駅近くの書店にいたところ、地震がきた。書棚から本が落ちるほどの激しい揺れが収まるのを待って、すぐ東京駅を目指した。改札口近くのテレビで津波の到来を知り、愕然とした。これでは仙台まで帰れないと覚悟を決め、都内に住む娘のマンションを目指すことにした。タクシーを待つ人々の列が長かったので、歩くことに決めた。

東京の街が人であふれるなか、私は歩き始めた。まわりの人々も、無言のまま早足で歩き続けていた。ときどき休憩も兼ねてコンビニに立ち寄ると、弁当や食品、水やドリンク、乾電池などが棚からすっかり消えていた。あの夕方の東京の殺伐とした風景が、私にとっての東日本大震災の原風景である。

その後、新幹線で名古屋まで行き、中部国際空港から福島空港へ飛び、タクシーで仙台に戻ることができた。空港の売店では、水や食べ物を買えるだけ買ってから搭乗する人も多かった。私も、被災地の実状がよく分からなかったために、まるで戦場に赴くような緊張感で飛行機に乗り込んだことを覚えている。

震災直後の仙台の生活

仙台に戻ってみると、ライフラインの断絶や食料不足といった問題は確かにあったが、大学でも自宅のまわりでも、みんなが助け合って暮らす様子はほのぼのとしたものであり、東京の殺伐とした風景とはまったく異なる世界が私の前にあった。

全国から東北大学医学部に支援物資をいただくようになると、事務部の取り計らいで午前10時過ぎには、医学部1号館の玄関ホールに「マルシェ」が開かれた。野菜、お米、レトルト食品など、さまざまな支援物資が市場のように並ぶのである。そこで「各研究室○○個まで」という掲示にしたがって、欲しいものをいただく。

すると、当時大学院生で管理栄養士の資格をもつ遠又靖丈君（現・助教）と星玲奈さん（現・小田原市役所勤務）が昼食を作ってくれて、教室員みんなでいただくという生活が半月ほど続いた。まさに、「貧しいながらも楽しい我が家」であった。

自宅のまわりは仙台市内でも被害の多かったところで、崖崩れや道路の陥没が見られ、我が家も半壊と認定された。ご近所とは日頃から声をかけ合う仲であり、震災直後もいろいろと助けていただいた。また、高齢の方が1人で暮らしているお宅には、その方の分まで水や食料を運んだりした。あの頃は、利他主義を素直に喜ぶことができた。

私自身の体調不良もあって、震災直後の支援活動には関わることができなかった。しかし、震災直後の避難所運営は「公衆衛生の勝利」と言っても過言ではなかろう。あの寒い時期に、多数の人々が唐突に集団生活を余儀なくされ、しかも水道も水洗トイレも使えなかったにもかかわらず、インフルエンザやノロウィルスの流行を防ぐことができたからである。避難所の運営に尽くされた方々のご努力に、あらためて敬意を表するものである。

4月になって落ち着いてきた頃、微生物学分野の押谷仁教授にお誘いいただき、石巻市雄勝町を訪問した。ここから、私の被災地体験が始まった。

石巻市雄勝町との出会い

石巻市は宮城県東部に位置し、宮城県で2番目に大きな都市である。2005年4月に周辺6町（雄勝・牡鹿・河南・河北・北上・桃生）と合併して、三陸リアス式海岸の南限となる牡鹿半島から北上川を擁する仙台平野の一部まで、広大な地域のなかに約21万人が生活している。石巻市は震源（牡鹿半島沖130km）に最も近かったため、最も甚大な津波被害を受けた。石巻市の死者・行方不明者3957人（2014年3月1日時点・消防庁発表）は、どの自治体よりも多い。

仙台から車を走らせて1時間余、三陸自動車道を降りてから一般道が北上川にぶつかると、津波が堤防を越えた様子が分かる。家屋は大きく破壊され、田畑は水に浸かっている。北上川をさらに河口方向へ車を走らせると、新北上大橋が崩れ落ちて大きな橋桁が川のなかに転がっている。そのすぐ先に、大川小学校がある。全校児童108人の7割にあたる74人が死亡・行方不明となった悲劇を忘れることができない。ここで北上川の河口から約4km上流である。そこを右に折れてから約30分で雄勝町に到着する。

雄勝町は、海と山に囲まれた自然豊かな町である。海では牡蠣やホタテ、ホヤなどの養殖が盛んである。山では雄勝石が採れる。これは黒く光沢のある粘板岩であり、硯やスレート瓦に適する。震災前は、硯の国内生産の9割が雄勝産であったという。東京駅丸の内駅舎のドーム型の屋根は代々、雄勝産のスレート瓦が使われている。

雄勝町の中心部（雄勝町雄勝）に入ると、すべてが瓦礫で埋め尽くされている。そこでは、約630世帯のうち、約590世帯が全壊流出したという。わずかに構造をとどめているのは、学校や公民館、総合支所などの鉄筋コンクリート構造の建物であるが、それも3階か4階まで浸水した跡があり、人影はない。

町の中心部を過ぎて海沿いに進むと、石巻市立雄勝病院がある。津波は3階建ての病院を完全に呑み込み、屋上さえ見えなくなったという。その結果、入院患者40人全員、そして病院にいた職員30人のうち24人が、死亡または行方不明となった。

その凄惨な現実を目の前にして、すっかり気落ちした後に訪問した避難所で、私は救われることになる。その避難所は、数年前に閉鎖された保育所を住民たちが開けたものである。私たちが訪問した頃は、数十人の住民が共同生活を営んでいた。日中は寝具が片付けられ、整理整頓が行き届いていた。トイレも清潔で、屋外に風呂が設けられていた。リーダーの統率のもと、食事や清掃などは女性たちが分担し、男性たちは瓦礫の片付けなどを行っていた。海の仕事で生命をともにしているからであろうか、浜の人たちは結束が強い。大震災からまだ1か月も経たないというのに、皆が和気藹々と共同生活を営んでいる。そして子どもたちは、外のグラウンドを走り回っていた。小さい子どもたちはシャボン玉や鬼ごっこに、中高生たちはバドミントンやキャッチボールに興じていた。なんとも和やかな時間が流れていたのである。震災のことを忘れてしまいそうである。

この空間は「天国」だ、と私は思った。できれば一晩泊めてもらいたいほどである。しかし、ここを1歩出ると、凄惨な「地獄」が拡がっている。いや、そうではない。「地獄」のなかで、人々が「天国」を創り出したのだ。

ここに至って、東京から被災地へ向かう私の旅は完結した。震災の意味を見出すことができ、研究者の視点が確立したからである。

3月11日の夕方、なぜ東京の街は殺伐としていたのか？　それは、誰も助けてくれないこと、自分1人で頑張るしかないことを、皆が知っていたからであろう。なぜ、石巻市雄勝町の小さな避難所は、「地獄」のなかで「天国」を創り出せたのか？　お互いに助け合うことで、震災の辛さが癒され、明日への力が湧いてきたからであろう。

震災以来、「絆」という言葉が広く語られるようになった。これを学問用語にすると、「ソーシャルキャピタル（社会関係資本）」ということになる。この言葉を提唱したアメリカの政治学者ロバート・パットナムは、「人々の協調行動を活発にすることによって、社会の効率性を高めることのできる、『信頼』『規範』『ネットワーク』といった社会組織の特徴」と定義している。言い換えれば、信頼と互酬性で結び付けられた人間関係のことであり、ソーシャルキャピタルが豊富な社会では、治安・経済・健康などの面で良い影響があるという。

なんのことはない。旧来の日本社会の特徴とされる、「お互いさま」「情けは人のためならず」「ご近所の底力」そのものである。ソーシャルキャピタルに関する研究は、主に社会科学領域で盛んであったが、近年は公衆衛生学などの医学領域でも研究が進められている。

東京から雄勝までの旅は、まさにソーシャルキャピタルの影響の強さを思い知らせてくれる旅であった。「被災地」と一口に言っても、都会のように人間関係が希薄なところもあれば、雄勝の旧保育所のように濃厚なところまで、千差万別である。ソーシャルキャピタルの違いは、被災者の心身の健康、さらには復興の足取りにどのような影響を与えるのであろうか？　いまは皆が避難所に暮らしているけれども、いずれは仮設住宅に移ることになる。その後、生活再建に成功して仮設住宅を出る方もいれば、残り続ける方もいるであろう。そのような生活環境の変化は、ソーシャルキャピタルにどのような影響を及ぼし、それが心身の健康にどう関わってくるのであろうか？　そのようなことを考えるようになった。

そして震災から約1か月が過ぎた頃、厚生労働省から被災者健康調査への協力依頼がきた。

被災者健康調査とは

厚生労働省は、「東日本大震災被災者の健康状態等に関する調査」という特別研究事業を始めた。この事業の目的は、被災者の生活環境や健康状態などを定期的に調査して、震災が健康に及ぼす中長期的な影響を解明することである。当初は、岩手・宮城・福島の3県で調査を行う予定であった。しかし、福島では全県民を対象とする健康調査が行われることになったので、本調査の実施は見送られた。

2011年度の本研究事業は、国立保健医療科学院の林謙治院長（当時）を研究代表者として、各分野の専門家からなるアドバイザリー・グループにより調査方法や進捗状況が統括され、共通の調査票・調査方法のもとで岩手・宮城両県の調査が行われた。その際、アドバイザリー・グループの先生方から「調査のための調査ではなく、被災者のためになる調査と支援活動を行うべし」とのご指示をいただいた。2012年度以降は、岩手県研究班（研究代表者＝小林誠一郎・岩手医科大学医学部長）と宮城県研究班（研究代表者＝辻一郎）のそれぞれで調査研究が続いている。

また、調査票の作成に当たっては、厚生労働省内の各関係課および第一線の研究者の方々と何度も話し合いの機会がもたれるなど、まさにオール・ジャパンの体制で被災者健康調査が企画された。

すでに述べたように、この事業は、調査研究であるとともに被災者支援の意味合いも強い。実際に、調査結果から支援の必要があると思われた方々には、私どもも地域保健サービス（保健指導・運動事業・栄養教室・メンタルヘルス支援など）を行政とともに実施して、被災者の健康支援を行ってきた。また、調査結果は当該自治体に報告し、今後の支援策について話し合ってきた。そして、調査にご協力いただいた方々には、結果を個人通知するとともに全体説明会を開催して、保健指導を行った。さらに、この間の健康状態の推移や日常生活で気を付けることを、パンフレットに分かりやすくまとめて配布している。

そのような大規模な調査や支援を1つの研究室だけが担うのは困難であることから、山本雅之・東北大学大学院医学系研究科長（当時）のご下命により、2011年5月1日に東北大学地域保健支援センター（以下、地域保健支援センター）を発足させることとなった。大震災から50日後のことである。地域保健支援センターは、宮城県および被災自治体との協議に基づき、

①住民の保健ニーズ（生活環境・衛生状態、心身の健康状態など）や地域における保健衛生ニーズに関する調査の実施
②調査結果に基づいて、地域の保健衛生システムの復興に向けた提言の作成
③保健サービスの提供（保健指導・健康教育、感染予防、精神保健、母子保健、運動指導、栄養指導、介護予防など）
④保健衛生行政全般に対する助言

といった業務を実施している。

これらの業務を円滑に実施するために、地域保健支援センターは9つのプロジェクト・チームを組織した。各チームの業務内容とセンター発足時のリーダー氏名を表4-1（次頁）に示す。

このように、地域保健支援センターの業務は多岐にわたり、責任も大きい。その発足と初年度の運営に当たっては、佐藤真理助手（現・助教）の献身的な努力によるところが大きいことを記し、あらためて御礼を申し上げたい。看護師・助産師の資格をもつ彼女は、海外で母子保健活動に従事していたが、東日本大震災の報に接するや、被災者を支援したい気持ちに駆られて急遽帰国した。そして縁あって、地域保健支援センターの初代事務局長を務めていただいたのである。現在

表4-1 東北大学地域保健支援センターのプロジェクト・チーム

1）地域調査	住民の保健ニーズや地域の保健衛生ニーズに関する調査を実施し，システム復興に向けた提言を行う。 リーダー：辻　一郎・教授（公衆衛生学分野）
2）保健指導・健康教育	住民の保健衛生上の問題に対して指導や健康教育を行うとともに，当該地域の保健師や保健関連職種に助言を行う。 リーダー：平野かよ子・教授（国際看護管理学）
3）感染予防	感染リスクを評価し，その予防に向けた指導助言を地域住民や保健師・保健関連職種に対して行う。 リーダー：押谷　仁・教授（微生物学分野）
4）精神保健	精神保健に関する住民の現状やニーズを評価し，支援が必要とされる住民に支援を行うとともに，指導助言を地域住民や保健師・保健関連職種に対して行う。 リーダー：松岡洋夫・教授（精神神経学分野）
5）母子保健	母子保健に関する住民の現状やニーズを評価し，支援が必要とされる住民に支援を行うとともに，指導助言を地域住民や保健師・保健関連職種に対して行う。 リーダー：八重樫伸生・教授（婦人科学分野・周産期医学分野）
6）運動指導	運動機能や日常生活での身体活動量などを評価し，住民に運動指導を行うとともに，指導助言を地域住民や保健師・保健関連職種に対して行う。 リーダー：永富良一・教授（運動学分野）
7）栄養指導	住民の食生活や栄養状態などに関する現状やニーズを評価し，住民に支援を行うとともに，指導助言を地域住民や保健師・保健関連職種に対して行う。 リーダー：南　優子・教授（地域保健学分野）
8）介護予防	高齢被災者を対象に要介護発生リスクを評価し，必要とされる者に介護予防サービスを提供するとともに，指導助言を地域住民や保健師・保健関連職種に対して行う。 リーダー：辻　一郎・教授（公衆衛生学分野）
9）歯科保健	被災地における子どもたちのう蝕（虫歯）予防，歯周病対策，介護予防での口腔機能の向上等に取り組む。 リーダー：佐々木啓一・教授（歯学研究科長）

表4-2 被災者健康調査の調査項目

[アンケート調査]
・健康状態：主観的健康度，自覚症状，治療中の疾病
・生活習慣：食事，喫煙，飲酒，身長・体重
・社会経済状況：住まいの種類（自宅・仮設住宅など），
　就労状況（職の有無，種類，震災前と比べて収入の変化），
　暮らし向き（経済的に見て，苦しいか，普通か），
　ソーシャルネットワーク（ルーベン・ソーシャルネットワーク・スケール短縮版），
　ソーシャルキャピタル（カワチ教授の４項目）
・メンタルヘルス：睡眠状況（アテネ不眠尺度），抑うつ・不安（K6），
　震災の記憶
・日中の活動状況：身体活動や外出の頻度，歩行や安静の時間
・(65歳以上のみ）基本チェックリスト，生活不活発病チェックリスト

[健診]
・医科診察と歯科診察
・計測：身長，体重，腹囲，血圧，握力，スパイロメーター
・採血：貧血検査，総コレステロール，ヘモグロビンA1c，腎機能，肝機能
・尿検査：尿糖，尿たんぱく

は、菅原由美助教が地域保健支援センター事務局長の役割を立派に務めている。

被災者健康調査の調査項目を表4-2に示す。アンケート調査では、社会経済状況とメンタルヘルスに注目した。

社会経済状況では、「ソーシャルサポートやソーシャルキャピタル」「失業」「暮らし向き」について調査した。メンタルヘルスでは、「睡眠障害」「抑うつ・不安」「震災の記憶（ストレス）」という、３つの側面で調査した。

また、65歳以上については、震災後に生活行動が不活発になったために、要支援・要介護状態となるリスクが増えていることを考慮して、以

下の2つの調査を追加した。1つは、基本チェックリスト（要介護認定となるリスクを評価するために、厚生労働省が介護予防事業の一環として作成・実施している25項目の調査票）である。もう1つは、生活不活発病チェックリスト（生活不活発の程度を評価するために、国立長寿科学研究センターの大川弥生部長が開発した6項目の調査票）である。

アンケート調査に加えて、震災後2年間は健診も実施した。内容としては、通常行われている特定健診での項目に、歯科診察、握力、スパイロメーター（呼吸機能検査）を追加した。握力は、全般的な体力の指標として計測した。スパイロメーターは、震災瓦礫による大気汚染の呼吸器に対する影響などを評価するために計測した。

カワチ教授にメールで支援要請

社会経済状況では、「ソーシャルサポートやソーシャルキャピタル」「失業」「暮らし向き」について調査した。

ソーシャルサポートの評価には、アメリカのルーベンらが開発したルーベン・ソーシャルネットワーク・スケール短縮版（LSNS-6）を使用した。これは、社会的孤立の程度を評価する尺度として国際的に広く使用されているもので、「月に1回以上、会ったり連絡を取り合う相手」「個人的なことでも、気兼ねなく話せる相手」「手助けを頼める相手」のそれぞれについて、親戚・兄弟と友人の別で「何人いるか？」を問うものである。これにより、ソーシャルサポートのなかでもとくに重要と考えられている「情緒的・手段的サポート」の拡がりと深さが評価される。(1)

すでに述べたように、「ソーシャルキャピタルは被災者の健康にどのような影響を及ぼすか」という問題に、私は震災直後から注目していた。そのため、被災者健康調査でも、ソーシャルキャピタルについて調べたいと思った。しかし、適当な調査票が見つからない。当初、被災者健康調査は避難所を借りて行われた。健診と相乗りで、アンケート調査を行ったのである。だから、アンケート調査の聞き取りに長い時間をかけるわけにもいかない。とはいえ、メンタルヘルスや仕事のことなど、聞くべきことはたくさんあった。できれば4問程度でソーシャルキャピタルを評価できないか？　ところが、そのような質問票はどこにもなかった。

そこで私は、藁にもすがるような気持ちで、東北大学医学部出身でハーバード大学公衆衛生大学院に留学していた医師の津川友介氏に、カワチ教授との仲介をお願いした。カワチ・イチロー教授は、東京に生まれ、12歳のときにご家族とともにニュージーランドに移住し、同国オタゴ大学で医師となった後、アメリカのハーバード大学に移り、現在はハーバード大学公衆衛生大学院社会行動学科長を務めている。ソーシャルキャピタルの健康影響に関する研究では、誰もが認める世界の第一人者である。

震災以前、私はカワチ教授と面識がなかったので、津川氏を介して、4問程度でソーシャルキャピタルを評価する方法を尋ねたのであった。すると、ほんの数日でカワチ教授から英語でメールをいただいた。その冒頭に、以下のような励ましが書かれていた。

「コミュニティのソーシャルキャピタルが災害復興にどのような影響を及ぼすのかという問

題は、大変重要なことです。今回の災害に対して、日本人が前向きかつ規律正しく行動していたことは、世界中が認めることです。これは日本社会のつながりの強さによるものと思われます。それを証明する研究が始まるのは、素晴らしいことです。」

カワチ教授が提案してくださった4項目の質問を日本語にすると、以下の通りである。

・まわりの人々はお互いに助け合っている。
・まわりの人々は信頼できる。
・まわりの人々はお互いにあいさつをしている。
・何か問題が生じた場合、まわりの人々は力を合わせて解決しようとする。

それぞれについて、5つの回答（強くそう思う＝4点、どちらかといえばそう思う＝3点、どちらともいえない＝2点、どちらかといえばそう思わない＝1点、全くそう思わない＝0点）から選んでいただくのである。合計得点は最大で16点となり、私たちは9点以上で「ソーシャルキャピタルが豊かである」と評価した。

調査地は被害が大きかったところばかり

宮城県調査では、石巻市3地区（雄勝町、牡鹿町、網地島）、そして仙台市若林区を対象とし

図4-1 調査対象地区

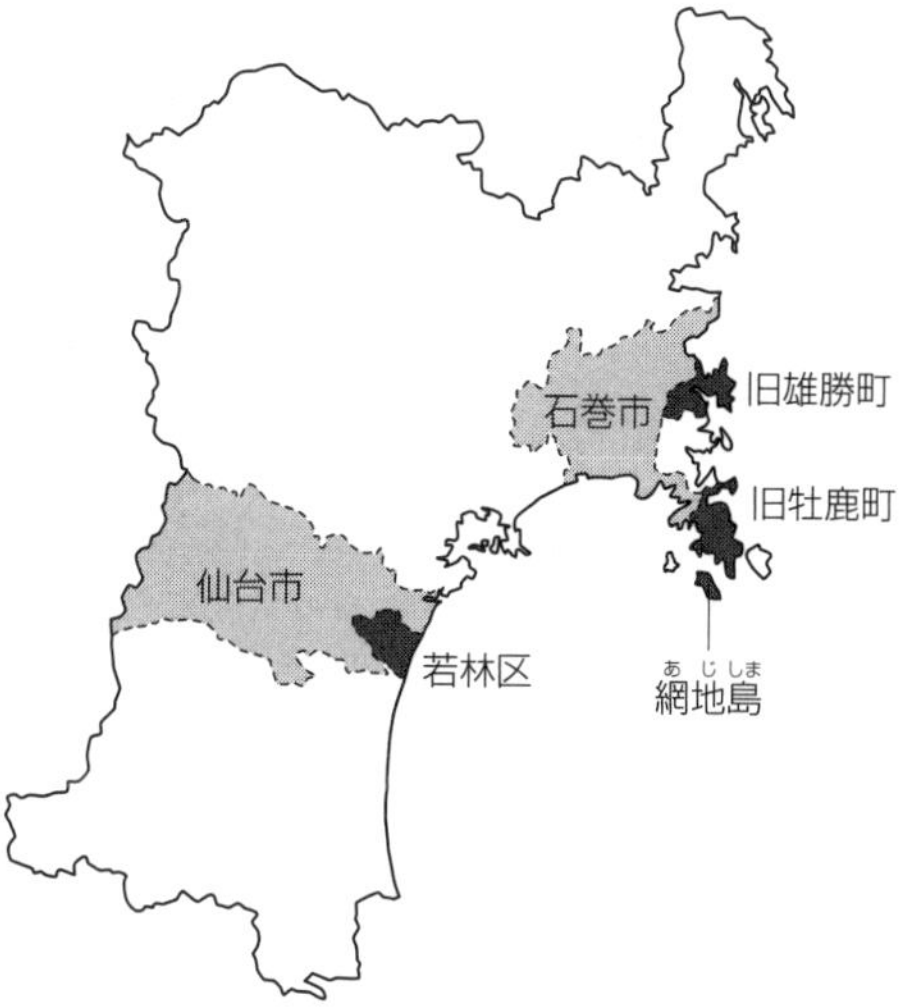

た［図4-1］。それぞれ、被害が大きかったところばかりである。

石巻市雄勝町のことはすでに述べた通りであるが、補足すると雄勝町の震災前の人口約４３００人のうち、約３０００人が津波により被災した。震災後、病院や学校などに通うのが不便になり、漁業・水産養殖業や関連産業も深刻な被害を受けたため、人口の流出が止まらない。

石巻市牡鹿町は、調査捕鯨の基地の１つであり、漁業・水産養殖業が盛んであった。震源地に最も近かったことから、甚大な被害を受けた。地盤の陥没もひどく、大潮や悪天候の際には海岸沿いの道路が冠水する状態が続いている。人口は、２００５年の４８８２人から、２０１３年には３６０３人となり、人口減少と高齢化に歯止めがかからない。

石巻市網地島は、石巻港から船で1時間のところにある。島の面積は6・4㎢、島の周囲は20・7㎞という、小さな島である。人口は413人（2014年3月末の住民基本台帳による）。2000年には1021人もいたが、若者を中心に流出が続き、2005年には555人へ、わずか5年で人口は半減した。しかし、それ以降は500人前後で推移している。言い方は悪いが、残りたい人たちが残っているとも言えよう。

実際のところ、大震災直前の人口484人（2011年2月末）から、震災3年後の413人（2014年3月末）という状況で、大震災の人口流出に対する影響は、雄勝・牡鹿両地区ほど強くない。それでも、大震災による被害は甚大であった。港周辺は地盤沈下が著しく、津波により水産業関連施設も壊滅的な被害を受けた。沿岸部で全壊・半壊となった家屋もあったが、その住民は島内の親戚・知人の家に移り住み、仮設住宅は必要ない。

網地島は、人口の7割が65歳以上という、「超々高齢社会」であるけれども、住民どうしの関係は強く、半農半漁のなかで助け合って生きている印象を受ける。島内には、廃校となった小学校校舎を再利用して、医療法人陽気会の早乙女勇・元理事長らを中心に「網小医院」という診療所が運営されている。CTスキャンや内視鏡などの医療機器が並び、遠隔画像転送システムにより全国からハイ・レベルな診療支援を受けるなど、離島とは思えないほどの医療レベルを維持している。とはいえ、同医院の医師は不足しているので、私どもの研究室から渡辺崇氏と杉山賢明氏の2名の医師が、毎週木曜日に交互で外来診療を行っている。

このように、私どもは、東日本大震災で最も大きな被害を受けた石巻市のなかでも、市中心部から遠く離れて支援が滞りがちな3地区を、調査と支援の対象としたのである。なお、石巻市3地区では、震災日に同地区に住民票があった方々全員を対象とした。

仙台市若林区では、8か所のプレハブ仮設住宅に入居している方々全員を対象とした。ここは、若林区の沿岸部に住んでいたけれども津波被害のために移住してきた方々と、職を求めてあちこちの被災地から仙台市に引っ越してきた方々とで構成されていた。仮設住宅の規模も、100世帯を超えるところから10世帯程度のところまでさまざまであった。仮設住宅内の人間関係もさまざまで、たとえば、沿岸部から仮設住宅に集団移転したので濃厚な人間関係が最初から成立しているところもあれば、あちこちから引っ越してきた方々ばかりで隣と話をしたことがないというところもあった。

以上、調査対象地区の特徴を3つに類型化すると、次のようになる。

- 石巻市雄勝地区・牡鹿地区：強い絆で暮らしつつも、震災後の人口流出が止まらず、先行きに不安をもつ方々が暮らす地区
- 石巻市網地島：震災後もみんなが助け合って住み続ける「超々高齢社会」
- 仙台市若林区の仮設住宅：コミュニティ単位で集団移転した世帯と個別入居した世帯とが混在する地区

調査地区のソーシャルキャピタル

各調査地区のコミュニティの実態は、このように大きく異なる。このことは、ソーシャルキャピタルのあり方にも影響を及ぼしている。やや先走る感はあるけれども、カワチ教授に作成していただいた質問票による調査結果を、地区ごとに比較してみよう［図4-2］。なお、この回答は、各地区の第1回被災者健康調査（雄勝＝2011年6月、牡鹿＝同8月、網地島＝同9月、若林区＝同10月）で得られたものである。

質問は4項目であったが、すべて同様の傾向を示したので、代表的な2項目（「まわりの人々はお互いにあいさつをしている」「何か問題が生じた場合、まわりの人々は力を合わせて解決しようとする」）の結果を示す。

「まわりの人々はお互いにあいさつをしている」という問いに対して、「強くそう思う」と回答した方の割合は、雄勝・牡鹿で44％、網地島で74％、仙台市若林区で28％であった。「何か問題が生じた場合、まわりの人々は力を合わせて解決しようとする」への回答も、同様であった。

まさに、これまで説明してきたそれぞれの地区の背景を見事に表している。網地島の住民は、お互いに長い付き合いで、今後も付き合いは続くと思っているからであろう、ソーシャルキャピタルは非常に豊かである。一方、仙台市若林区では、知り合ったばかりの人たちも多いからであろう、あいさつも少なく、みんなで協力し合えるかどうかも分からない、という状況であった。

図4-2 ソーシャルキャピタルの地区比較

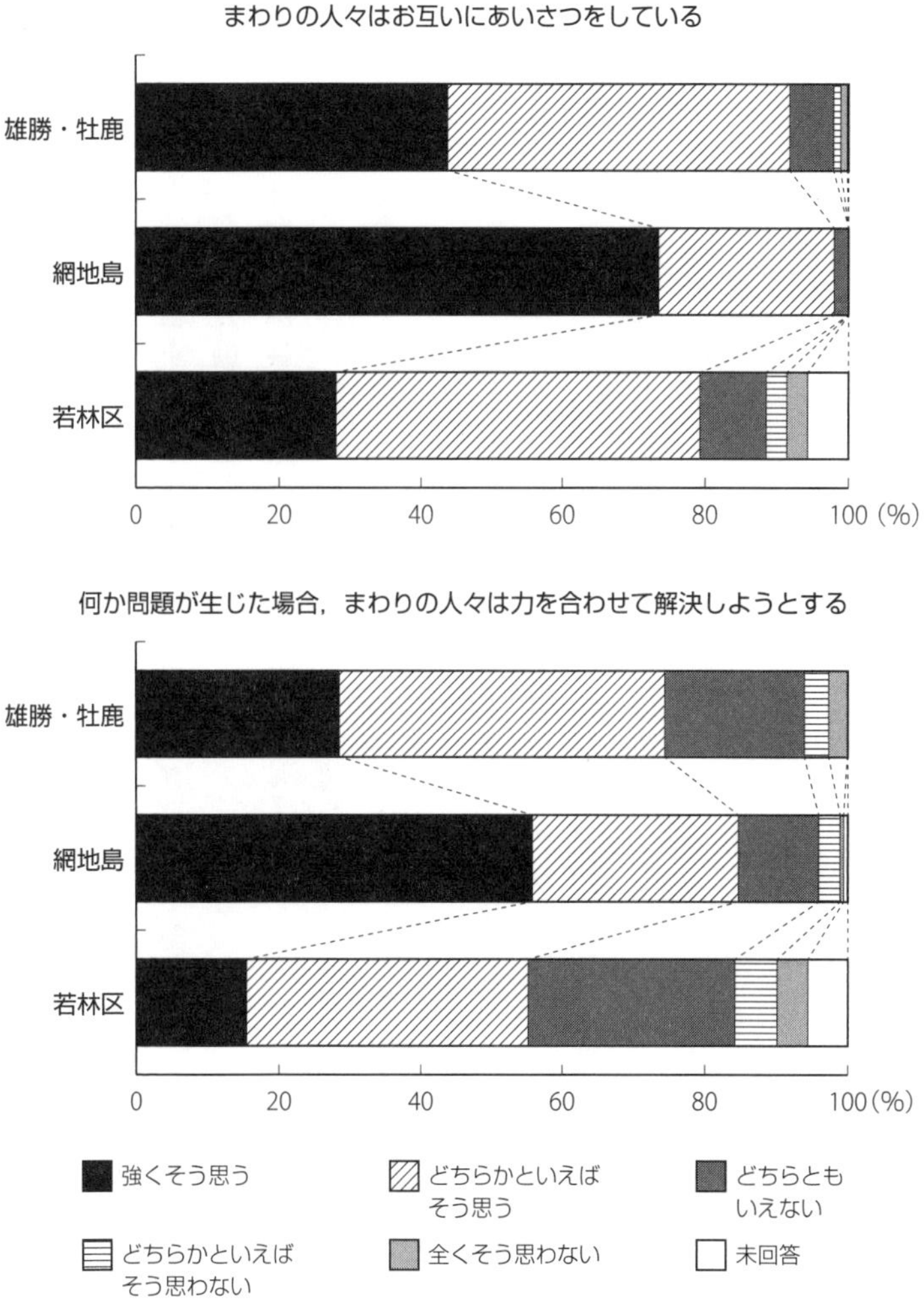

2 被災地は「2025年問題」の先取り

2011年5月1日に地域保健支援センターを発足させてから55日目の6月24日から、石巻市雄勝町での被災者健診・健康調査が始まった。避難所をお借りして健診・アンケート調査を行ったので、1日に数か所を移動することもあった。

一方、石巻市牡鹿町での被災者健診・健康調査は、8月7日から同町の特定健診に相乗りする形で行われた。そのときは、町外に避難している方々も健診を受けに来られたので、震災以来初めて会うという方々も多く、抱き合って無事を喜んだり、涙を流したりする姿に胸を打たれたものであった。

石巻市網地島での被災者健診・健康調査は、9月に同島の特定健診に相乗りする形で行われた。仙台市若林区では、10月にアンケート調査のみを行い、翌年2月に健診・健康調査を実施した。それ以降、雄勝・牡鹿・若林区では半年ごとに、網地島では1年ごとに調査を繰り返しており、さまざまな健康指標・検査結果の推移を検討している。

以下、被災者健康調査から分かってきたことを述べたい。

超高齢社会の出現

第1回調査にご協力いただいた方々の平均年齢は62・2歳であり、その約半数（49・8％）が65歳以上であった。これには、いくつかの要因がある。第1に、これらの地区では従来から高齢化が進んでいたこと。第2に、被災を契機に世帯構造が変化した家庭があること。震災前は三世代同居をしていたが、学校や仕事の関係で子・孫たちが地区外に転居したという家庭は少なくない。言い換えれば、被災地に高齢者だけが残ったという構図である。第3に、健診や調査への協力率は若年者で低いこと。健診は平日の昼間に行われるため、仕事などのために受診できない方もいた。したがって、調査協力者の年齢構成から地域全体のそれを推定するには無理がある。

そのような事情はあるにせよ、被災地では2011年3月11日を契機に、一気に高齢化が進んだことは間違いない。調査協力者における65歳以上の割合は、雄勝で55%、牡鹿で46%、若林区で39%、そして網地島では85%であった。

年齢構成という点で、被災地は2025年における日本社会を先取りしていると言える。さらに、津波で家族を失ったり、震災後に子・孫が転居したため、高齢者が身寄りが少ない状況で暮らしているという点でも、2025年の日本社会の状況を先取りしている。1人だけで、あるいは夫婦2人で仮設住宅に暮らしている高齢者が多い。

生涯現役から突然の定年へ

また、定年により社会的役割を失った高齢者が多数暮らすという点でも、被災地は2025年の日本社会の状況を先取りしている。震災前、東北の農・漁村は生涯現役社会であった。実は、被災者の方々と話していて、私は初めて「生涯現役」の意味を悟ったのであるが、それは老化を受け入れたうえでの人智とも言える。

たとえば、農作業をしたり、漁船に乗ったりするには、相当の体力と運動能力を必要とする。そのため、年をとるにつれて作業は難しくなる。では仕事を辞めて引退するかというと、そうではない。船に乗れなくても、陸に上がれば仕事はいくらでもある。魚介類の陸揚げ、船や網の手入れなどである。そのような仕事を、自分の体力や運動能力に合わせて続けていく。年齢とともに、こなせる作業のレベルは単純化し、作業量も減っていかざるを得ない。しかし、身体が動くうちは、身の丈に合った仕事を続けるのである。しかも、経験知だけは若者に負けないので、さまざまなアドバイスをしては尊重してもらえる。

これが、農・漁村における生涯現役なのだと初めて悟った。これは、「老い」との和解とも言える。「老い」は老いとして許容しつつも、できる範囲で社会と関わり続ける。その過程を若者たちも許容しつつ、尊敬を忘れない。これが農・漁村の生涯現役である。

それに対して、都会の生涯現役とは、いったい何であろうか？　一言で言えば、その人のピークの状態を生涯にわたって維持しようとすること。私にはそう思われてならない。

50代・60代になった芸能人が、20代・30代の頃の美貌・体型や身体の動きを維持することに必死となり、一般国民も「若さを保つ」ことに憧れる。そして、さまざまなサプリメントや美容法が売れに売れている。

ここにあるのは、「老い」との和解ではない。むしろ、「老い」との闘いである。だから、「アンチ・エイジング」という言葉が声高に叫ばれる。そのこと自体を否定するつもりはない。しかし、私には疑問がある。「老い」と闘っても、いつかは負けるのである。そのとき、どうすればよいのだろうか？　その回答なしに、アンチ・エイジングと言われても、私にはアンフェアな気がしてならない。

「老い」の世界は、ヤングかオールドかといった二者択一のデジタルな世界ではない。むしろ私は、「老い」という現象をアナログの世界で捉えたい。年齢とともに徐々に落ちていく心身の機能や容貌をありのままに受け止めたうえで、それとうまく付き合いながら、人や社会と関わり、役割や生きがいをもち続けたいと思うのである。

さて、話を戻そう。農・漁村における生涯現役システムは、震災により突然消えてしまった。田畑が津波で浸されたり、漁船が流されたり、養殖棚が破壊されたり、一夜にして労働の場が奪われてしまったために、高齢の被災者は突然の「定年」を迎える羽目となった。しかも、定年という考え・習慣のない地域において、である。

農・漁村の生涯現役社会では、高齢者は働き続けることで多くのものを得ていた。お金であり、生きがいであり、プライド（人から頼りにされること）であった。また、働き続けるにはアタマや身体も使わなければならないので、心身の機能も高まり、老化のスピードを遅らせることもできた。ところが、2011年3月11日の大津波が、そのすべてを奪ってしまった。

突然の「定年」により、所得も社会的役割も失い、残された日々をどう過ごせばよいか分からない人々。生きがいも将来の展望もなく、そして身寄りもなく、茫然とたたずむ人々。被災地の姿は、2025年の日本社会（とくに都会）の姿そのものではないか。

以上のように、被災者が現在抱えている問題は、2025年に多くの高齢者が抱えることになる問題である。いま、東日本大震災被災者の健康問題を適切に把握して、その解決策をつくり上げることは、被災者を救うだけでなく、将来の日本をも救うことになるであろう。そのような考えで、私どもは被災者の健康調査と支援活動を始めた。

被災者の抱える健康問題

第1回の被災者健診の際に、被災者の自覚症状を調査した。調査項目は、厚生労働省「国民生活基礎調査」の「自覚症状」から抽出したので、症状のある者の割合（有訴者率）を全国と比較することができる。その結果を、私どもの研究室の大学院生である渡邉崇氏が取りまとめて報告している〈2〉［表4-3］。なお、「全国」とは、「平成22年 国民生活基礎調査」のデータである。

被災者で有訴者率が最も高かったものは、「腰痛」（1000人あたり204・2）で、「頭痛」（同150・4）、「月経不順・月経痛」（同147・5）、「いらいらしやすい」（同138・4）、「手足の関節が痛む」（127・3）の順で続いた。

全国値に対する相対比（被災者の有訴者率／全国の有訴者率）が最も高かったものは、「いらいらしやすい」（4・2倍）で、「月経不順・月経痛」（3・5倍）、「痔による痛み・出血など」（3・4倍）、「頭痛」（3・2倍）、「腹痛・胃痛」（3・1倍）の順で続いた。

まとめると、全身症状（いらいら、頭痛）、消化器症状（便秘、痔、腹痛・胃痛）、筋骨格系症状（腰痛、手足の関節痛）、月経関連症状（月経不順・月経痛）が、被災者で多く認められる自覚症状であった。これらの症状には、震災後のストレスによる影響が指摘されており、また避難

表4-3 自覚症状のある者の割合（1,000人あたりの有訴者率）

自覚症状	被災地	全国	相対比
いらいらしやすい	138.4	33.1	4.2
頭痛	150.4	46.4	3.2
めまい	53.0	25.6	2.1
動悸	29.2	22.7	1.3
息切れ	29.2	21.7	1.3
せきやたんが出る	76.7	53.4	1.4
ゼイゼイする	18.1	10.9	1.7
下痢	37.2	18.2	2.0
便秘	104.0	44.3	2.3
食欲不振	20.4	10.2	2.0
腹痛・胃痛	70.4	22.9	3.1
痔による痛み・出血など	30.3	8.9	3.4
歯が痛い	34.8	23.5	1.5
歯ぐきのはれ・出血	40.6	24.0	1.7
かみにくい	18.5	25.2	0.7
かゆみ（湿疹・水虫など）	76.1	41.0	1.9
腰痛	204.2	123.4	1.7
手足の関節が痛む	127.3	66.5	1.9
足のむくみやだるさ	53.6	35.0	1.5
尿が出にくい・排尿時痛い	10.5	10.5	1.0
月経不順・月経痛	147.5	42.2	3.5
切り傷・やけどなどのけが	13.4	6.5	2.1
骨折・ねんざ・脱きゅう	11.2	10.1	1.1

注：月経不順・月経痛のみ，20～54歳女性のモデル人口1,000人あたり有訴者率を示す。

（文献2より）

所などでの不便な生活を反映したもの（便秘など）、生活環境の変化や瓦礫撤去などの肉体労働の影響と思われるもの（筋骨格系症状）が見られた。

一方、健診の検査所見では、肥満傾向が増したこと、血圧の高い方が増えたなどの変化が見られた。肥満の問題は、震災後の運動不足や生活不活発によるものと思われた。血圧の問題は、震災後のストレスによるものと思われ、その後、改善に向かっていった。

むしろ被災者で最も大きかった問題は、メンタルヘルスである。つまり、睡眠障害と抑うつ・不安を抱える方々が増えたのである。それを反映してのことであろうが、喫煙・飲酒習慣のある方々のうち、ほぼ3人に1人が「震災後に喫煙・飲酒量が増えた」と回答した。

約4割が不眠・睡眠障害に苦しむ

被災者は、身体上の健康よりもこころの健康（メンタルヘルス）に問題を抱える人たちが多かった。私どもの調査では、「不眠・睡眠障害」「抑うつ・不安」「震災ストレス」の3つについて、メンタルヘルスの状態を調査した。

不眠・睡眠障害の評価には、「アテネ不眠尺度」を用いた。これは、世界保健機関（WHO）が中心となって推進した「睡眠と健康に関する世界プロジェクト」が作成した質問票であり、睡眠障害を評価する際のグローバル・スタンダードである。[3] 具体的には、寝付きの時間、夜間覚醒、早朝覚醒、睡眠時間、睡眠の質、日中の気分、日中の活動、日中の眠気という8項目のそれぞれについて、「0点（最も良い）」から「3点（最も良くない）」までのどちらかを選んでもらう。

図4-3 睡眠状況（アテネ不眠尺度）の地区比較

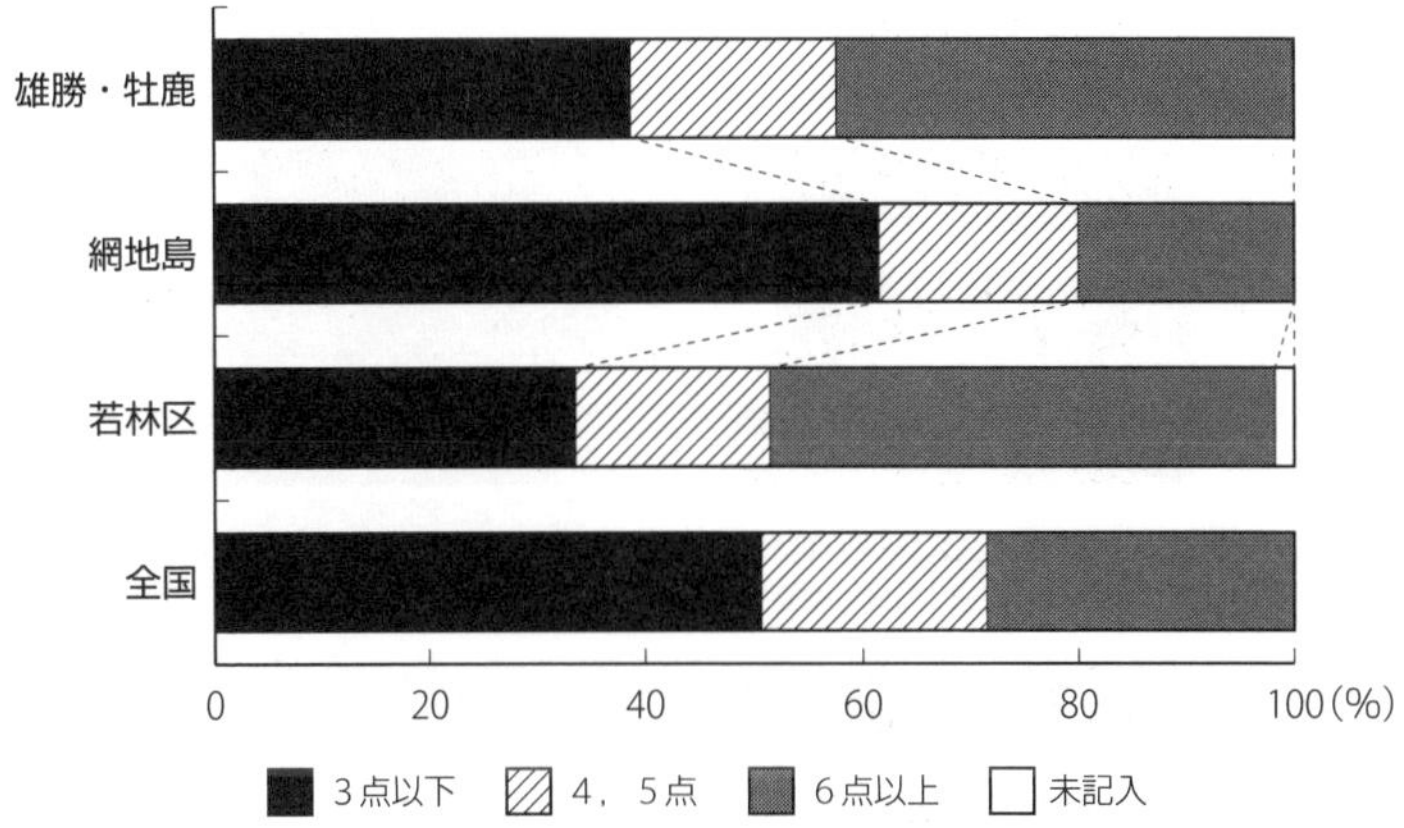

合計で24点となるが、3点以下が「睡眠障害なし」、6点以上が「睡眠障害の疑い」となる（4点から5点は、ボーダーライン）。

第1回調査でのアテネ不眠尺度の結果を、図4-3に示す。6点以上（睡眠障害の疑い）の割合は、若林区（46・8％）が最も高く、雄勝・牡鹿（42・5％）がそれに次ぐ。網地島では20・0％と、インターネット調査による全国値（28・5％）[4]よりも低いくらいである。

その後、約半年ごとに調査を繰り返しており、例として若林区の推移を図4-4（次頁）に示す。6点以上（睡眠障害の疑い）の割合は徐々に減っているが、それでもなお全国値よりも高い。2014年7月の時点で、6点以上（睡眠障害の疑い）の割合は41・1％であった。震災直後の46・8％から、わずか5ポイントしか減っていない。震災の影響は、いまなお続いているのである。

また、夏と冬とで結果を比べてみると、6点以

図4-4 睡眠状況（アテネ不眠尺度）の推移（若林区）

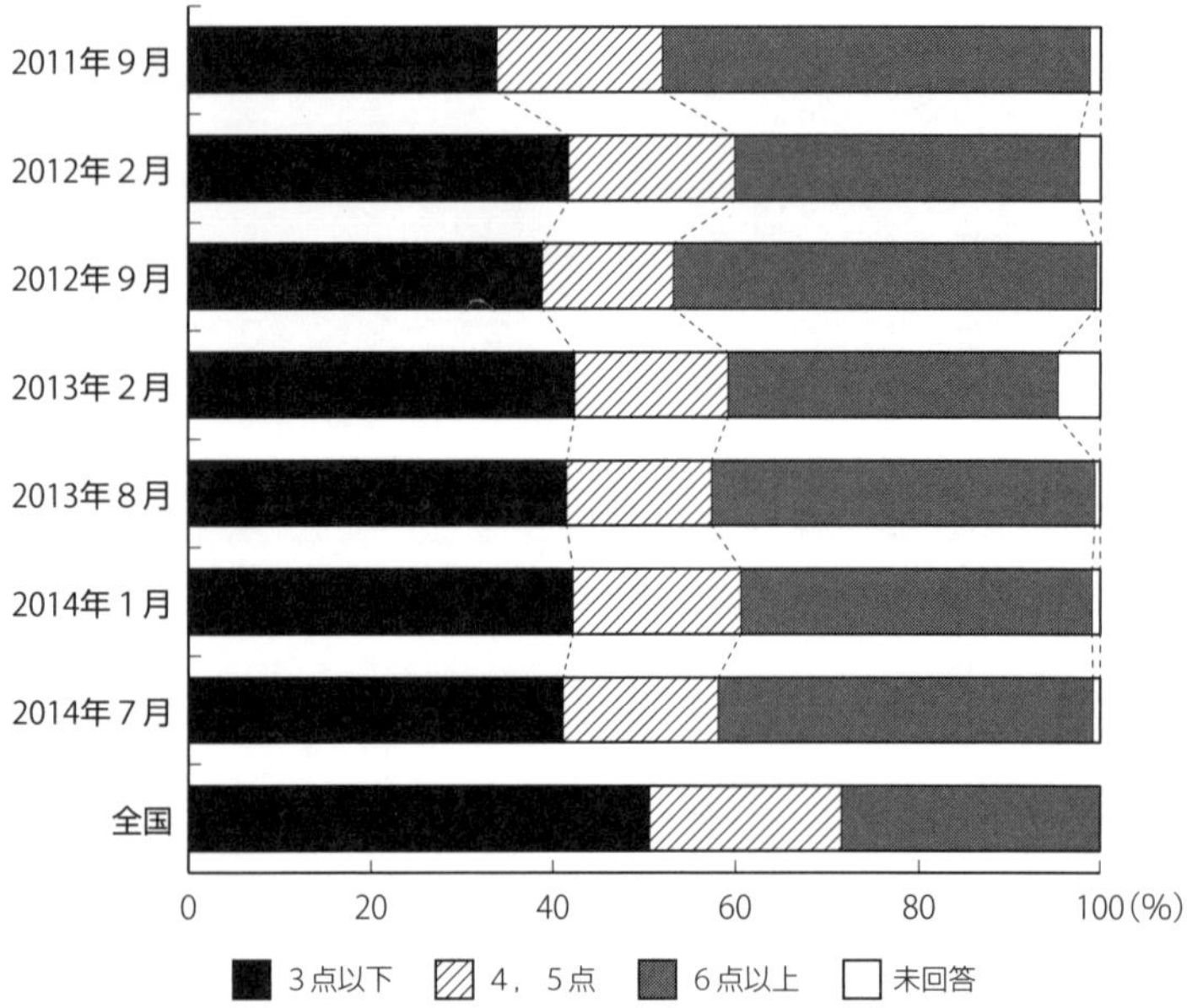

上（睡眠障害の疑い）の割合は、冬よりも夏の方で高い。一般的に言って、気分が憂うつになるのは夏よりも冬の方が多いため、睡眠障害も冬に多くなるものである。それとまったく逆の結果になったのは、なぜであろうか？

被災者の方々に尋ねると、「夏の方が寝苦しいから」という答えが多かった。若林区のプレハブ仮設住宅に住む方々（とくにお年寄り）は、震災前は沿岸部で農業を営んでいた方が多い。大きな家屋に住み、隣家とも離れていた。だから、家の窓を開け放ったまま寝ても問題ない。すると、海からの潮風が、家全体を冷やしてくれた。ところが、震災後に狭い仮設住宅に移ってからは、窓を開けると隣の声が聞こえるから閉めざるを得ない。とはいえ、エアコンの生活にも慣れていない。だから、夏の夜は暑くて寝苦しいという。私が伺うことのできた範囲の方々の話を一般化することはできないかもしれないが、震災後の生活環境の変化が健康に及ぼす影響は計り知れない。

抑うつ・不安の頻度には地域差が大きい

抑うつ・不安の評価には「K６」を用いた〈5〉。この６項目からなる質問票は、世界で最も多く使われており、日本でも厚生労働省「国民生活基礎調査」は、K６を使って「こころの状態」を定期的に評価している。その用語解説では、「K６は米国のKesslerらによって、うつ病・不安障害などの精神疾患をスクリーニングすることを目的として開発され、一般住民を対象とした調査で心理的ストレスを含む何らかの精神的な問題の程度を表す指標として広く利用されている」と述べられている。

具体的には、「神経過敏に感じましたか」「絶望的だと感じましたか」「そわそわ、落ち着かなく感じましたか」「気分が沈み込んで、何が起こっても気が晴れないように感じましたか」「何をするのも骨折りだと感じましたか」の各質問について、「0点（最も良い）」から「4点（最も良くない）」まで、どちらかを選んでもらう。合計で24点となり、点数が高いほど心理的な問題が大きいとされている。不安・抑うつが強いかどうかの基準点はさまざま提案されているが、10点以上または13点以上とするものが多い。

図4-5 抑うつ・不安（K6）の地区比較

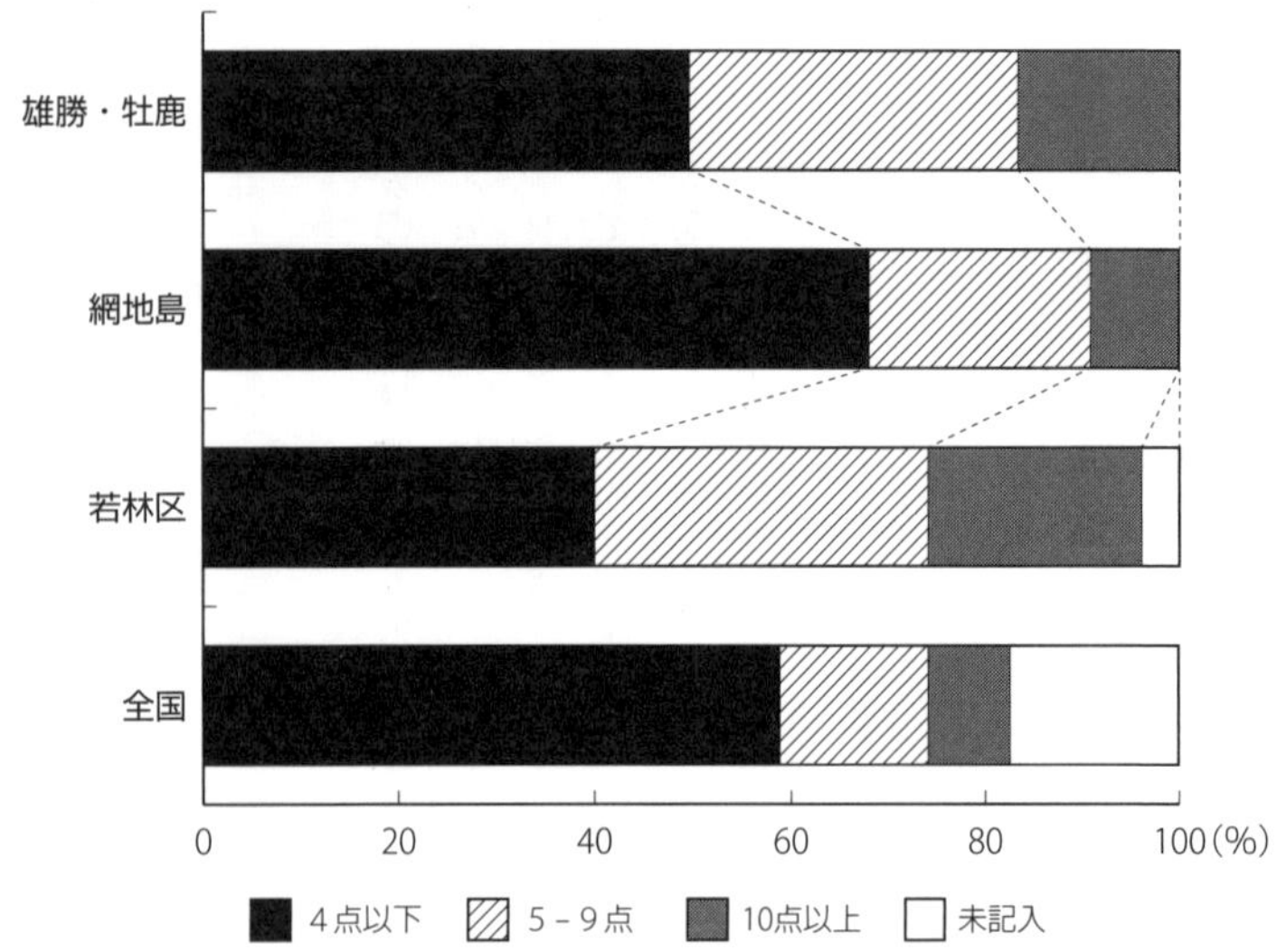

第1回調査でのK6得点の分布を、**図4-5**に示す。10点以上の割合は、若林区で22・0％と最も高い。実に、4人に1人が心理的苦痛を抱えている。この割合は、全国値（8・5％）の3倍近い。この若林区に次いで多かったのは雄勝・牡鹿（16・6％）で、全国値の2倍であった。一方、網地島の頻度（9・1％）は、全国値とそう変わらない。

この地域差は、いったい何によるものなのであろうか？

震災ストレスに地域差は少ない

心的外傷後ストレス反応（PTSR）の評価については、国際的によく使われているIES-Rという調査票では質問が22項目と多いので、以下の3項目の質問を自分たちで作成してみた。

図4-6　震災ストレスの地区比較

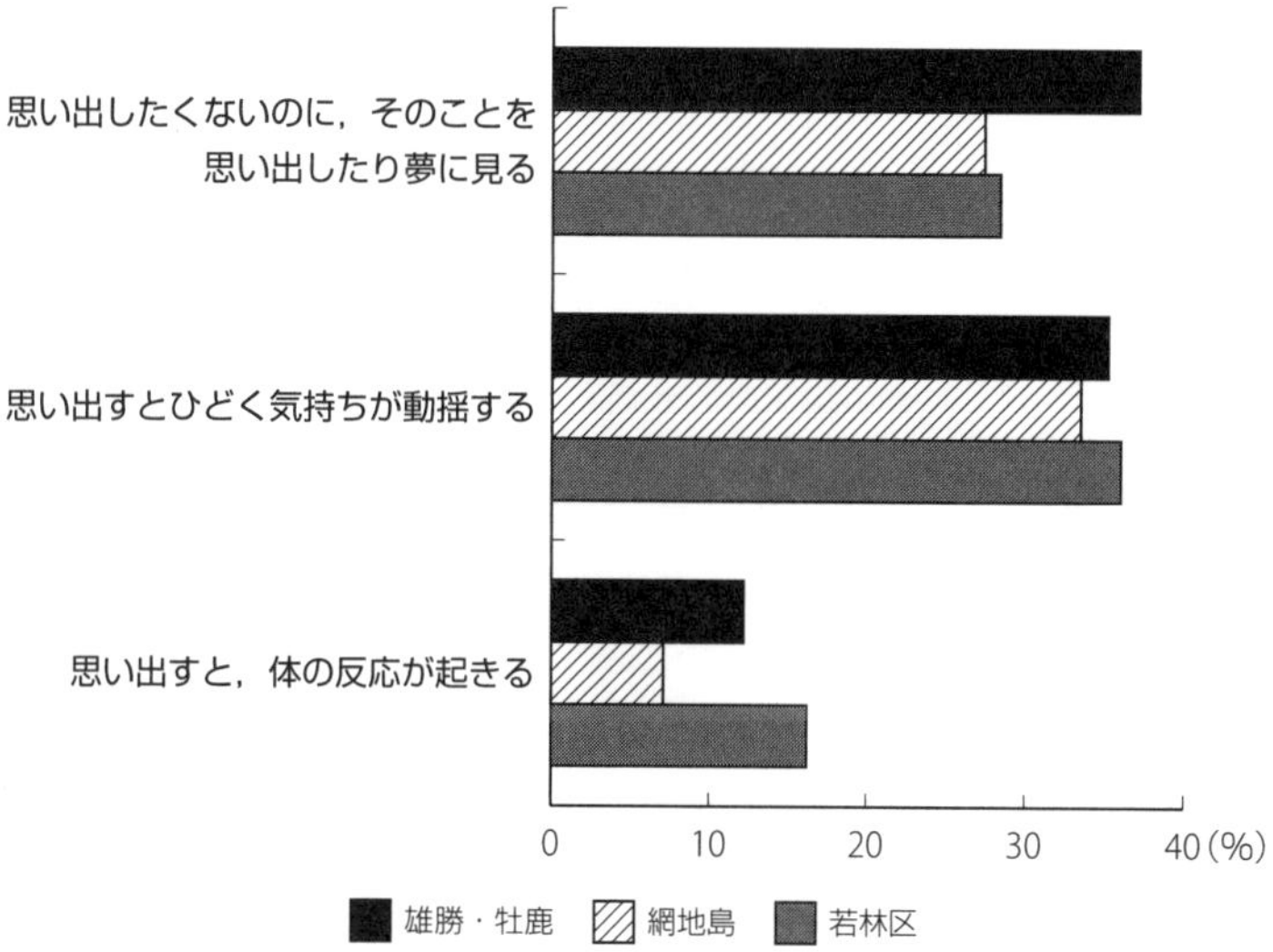

・思い出したくないのに、そのことを思い出したり夢に見る。

・思い出すとひどく気持ちが動揺する。

・思い出すと、体の反応が起きる（心臓が苦しくなる、息が苦しくなる、汗をかく、めまいがする、など）

この3問のそれぞれについて、「はい」「いいえ」のどちらかを選んでいただいた。簡易な質問票であるため、厳密な意味でのPTSRには当てはまらないと思われる。そこで、「震災ストレス」ということで述べさせていただく。

第1回調査の結果を図4-6に示す。「思い出したくないのに、そのことを思い出したり夢に見る」と答えた方の割合は、雄勝・牡鹿（37・1％）が最も高く、他の2地区はともに27%から28%であった。
「思い出すとひどく気持ちが動揺する」と答えた方の割合は、3地区とも35%前後で変わらなかった。一方、「思い出すと、体の反応が起きる」と答えた方の割合は、若林区（16・2%）が最も高かった。

以上3つのメンタルヘルス指標（睡眠障害、抑うつ・不安、震災ストレス）を、相互に関連付けて考えてみたい。

まず、「睡眠障害」と「抑うつ・不安」の頻度には地域差が大きく、どちらの指標も若林区で該当率が最も高く、雄勝・牡鹿が次ぎ、網地島は全国値と同様のレベルに達している。一方、「震災ストレス」の地域差はそれほど大きくないし、その順位も一貫していない。

あえて単純に言うと、震災によるショック体験がこころにダメージを与えた結果が、「震災ストレス」である。その症状として、睡眠障害や抑うつ・不安が現れることも多い。実際、後で述べるように、睡眠障害や抑うつ・不安は、「震災ストレス」を抱える方で多く見られる。したがって、「震災ストレス」の頻度と「睡眠障害」や「抑うつ・不安」の頻度は相関するはずである。

ところが、事実はそうならなかった。「思い出すとひどく気持ちが動揺する」と答えた方の割合は、地域の間でそれほど違いがなかった［図4-6、183頁］のに、「睡眠障害」や「抑うつ・不安」の頻度には地域差が大きかった［図4-3、179頁］［図4-5、182頁］のである。

ということは、震災後の睡眠障害と抑うつ・不安を起こす要因は、「震災ストレス」の他にもあるということだろう。

ソーシャルキャピタルとメンタルヘルス

「震災ストレス」の他に私どもが注目したものは、ソーシャルキャピタルである。繰り返しになるが、カワチ教授に作成していただいた4項目の質問票で、私どもはソーシャルキャピタルの豊かさを評価した。それは、以下の4項目である

・まわりの人々はお互いに助け合っている。
・まわりの人々は信頼できる。
・まわりの人々はお互いにあいさつをしている。
・何か問題が生じた場合、まわりの人々は力を合わせて解決しようとする。

そこで試みに、第1回調査における「まわりの人々は信頼できる」に対する回答分布（地域別）を上半分に、同じくアテネ不眠尺度の得点分布（地域別）を下半分に、**図4-7**（次頁）に示してみる。すると、両方のグラフが重なるように見える。

上のグラフで左側の2つ（強くそう思う、どちらかといえばそう思う）を足した割合は、網地島（83・7％）が最も高く、雄勝・牡鹿（65・6％）、若林区（46・2％）と続く。一方、アテネ不眠尺度（下のグラフ）の左側の2つ（3点以下、4、5点）を足した割合、つまり睡眠障害

図4-7 周囲への信頼感および不眠の地区比較

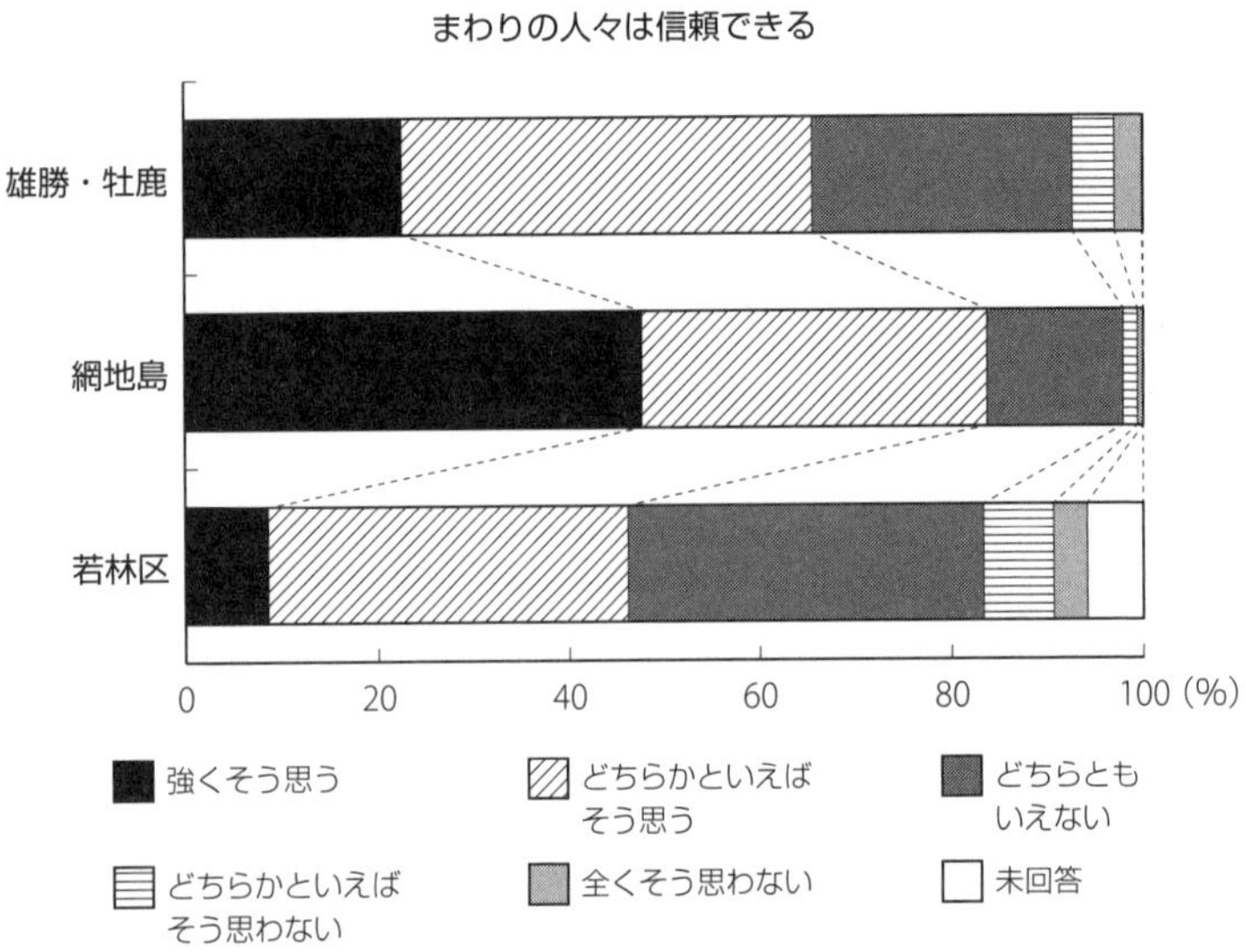

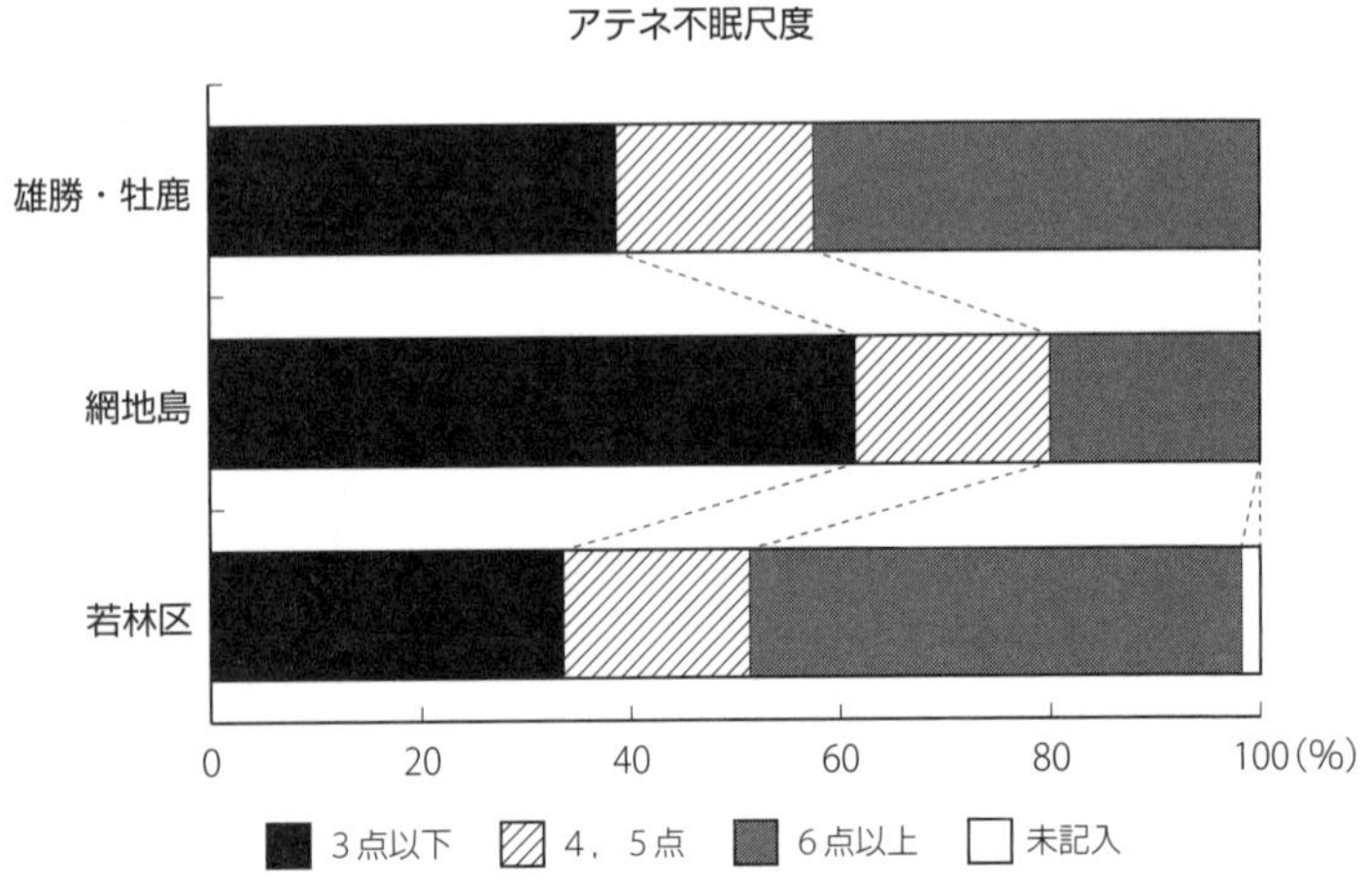

図4-8 ソーシャルキャピタルと不眠（若林区）

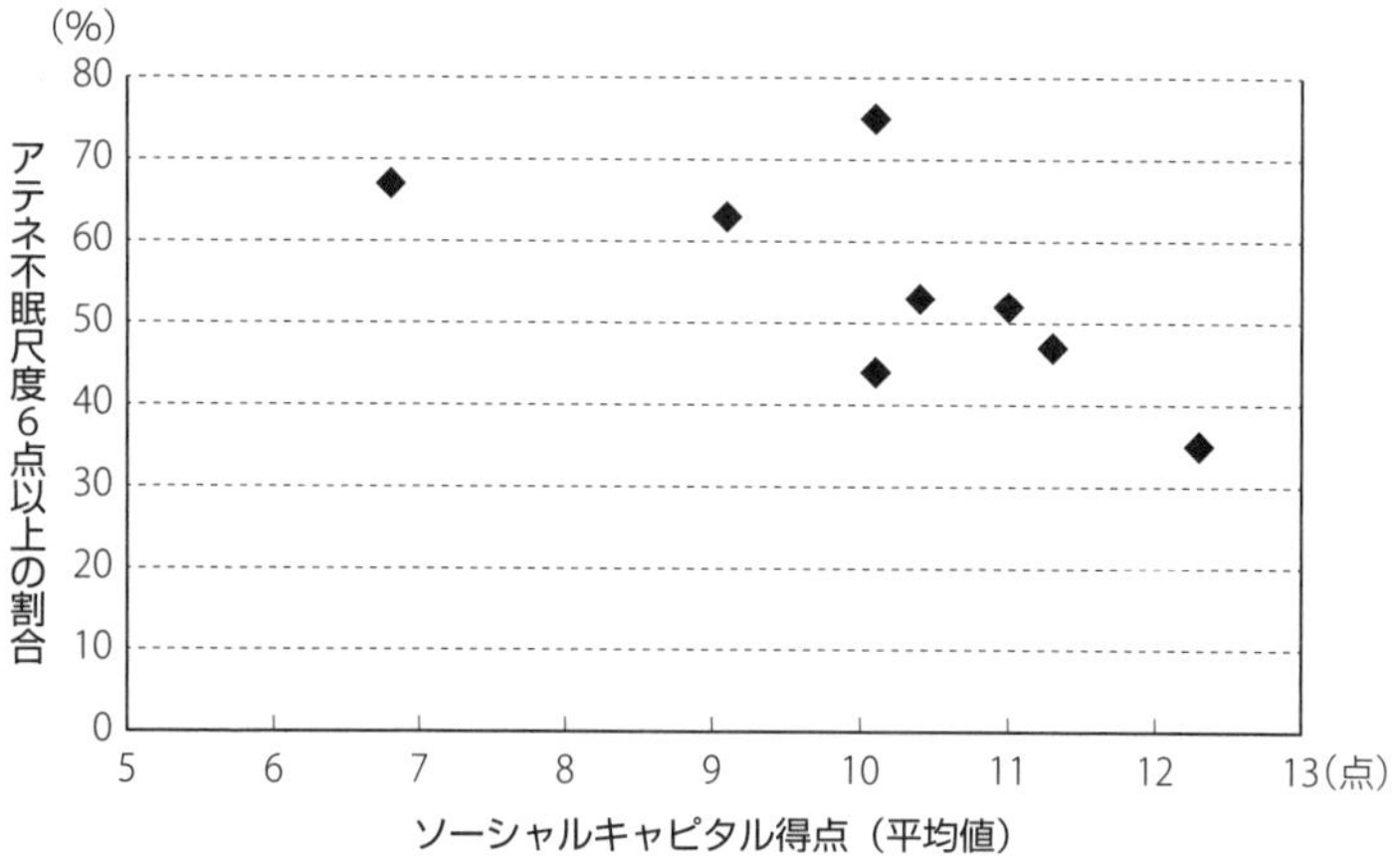

（文献6より）

のない方々の割合は、網地島（80・0％）が最も高く、雄勝・牡鹿（57・6％）、若林区（51・4％）と続く。重なるのは順位だけでない。3者の相対的な関係まで似ている（つまり、網地島に対する差に比べて、雄勝・牡鹿と若林区との差は小さい）。

図4-8は、若林区の8つのプレハブ仮設住宅ブロックについて、「周囲への信頼感」と「睡眠障害」との関係を見たものである。[6]

横軸は、カワチ教授の4項目の質問票の合計得点について、ブロック入居者ごとの平均点を示している。平均点が高いほど、ソーシャルキャピタルが豊かであることを意味する。16点満点の尺度で、平均12・3点という高いブロックがある（おそらく、若林区内の沿岸部から集団移転してきた方々が住んでいるのであろう）。一方、平均6・8点という低いブロックもある（おそらく、仙台市外のあちこちから入居してきたのであろう)。2倍近い格差である。

縦軸は、アテネ不眠尺度で6点以上(睡眠障害が疑われる方)の頻度を、ブロックごとに示している。その値は、最高75%から最低35%まで、2倍以上の格差がある。

では、横軸(ソーシャルキャピタル)と縦軸(睡眠障害)との関係を見てみよう。驚くほどの負の相関である。つまり、ソーシャルキャピタルが不足している仮設ブロックほど、睡眠障害の頻度が高いのであった。

以上をまとめると、震災により不眠・睡眠障害や抑うつ・不安といったメンタルヘルス上の問題が多発しているのであるが、ソーシャルキャピタルにはそれを緩和する作用があると言えよう。

メンタルヘルスを決めるもの

雄勝・牡鹿地区の第1回調査(震災から数か月後)を使って、睡眠障害と関連する要因を表4-4で浮き彫りにしたい。[7] この表は、「震災ストレス」に関する3問、「社会経済要因」に関する2問、「ソーシャルキャピタル」(カワチ教授の4問の合計点)について、睡眠障害に及ぼす影響を検討したものである。

表の一番上にある質問「(思い出したくないのに、そのことを)思い出したり夢に見る」を例にして、この表の読み取り方を説明しよう。「思い出したり夢に見る」という質問に「いいえ」と答えた方が801人いて、そのうち31・7%が睡眠障害(アテネ不眠尺度が6点以上)であった。同じ質問に「はい」と答えた452人のうち、58・8%が睡眠障害であった。このパーセン

表4-4 睡眠障害（アテネ不眠尺度６点以上）の関連要因（雄勝・牡鹿）

		対象数	割合（%）	オッズ比（95%信頼区間）
思い出したり夢に見る	いいえ	801	31.7	1.00
	はい	452	58.8	1.94 （1.47-2.57）
気持ちが動揺する	いいえ	818	31.7	1.00
	はい	436	60.3	1.94 （1.46-2.58）
体の反応が起きる	いいえ	1,100	36.7	1.00
	はい	149	76.5	2.88 （1.85-4.48）
仕事について	失業していない	813	37.1	1.00
	失業した	450	49.6	1.71 （1.34-2.17）
現在の暮らし向き	普通	516	27.3	1.00
	やや苦しい	314	45.5	2.33 （1.72-3.16）
	苦しい	256	54.7	3.49 （2.51-4.86）
	大変苦しい	173	57.8	4.24 （2.91-6.17）
ソーシャルキャピタル	7点未満	280	58.6	1.00
	7－8点	167	49.7	0.66 （0.45-0.99）
	9－10点	618	34.8	0.34 （0.25-0.46）
	11点以上	196	32.1	0.29 （0.19-0.43）

（文献7より）

テージを比べただけでも、その影響の強さが分かる。

ただ、これには男性・女性や年齢による違いもあると思われるので、その影響を性・年齢調整の多変量解析で補正する。その結果が、「オッズ比」となる。1・94というオッズ比が意味するものは、「震災のことを思い出したり夢に見ることがない人に比べて、そのようなことがある人では、睡眠障害を来すリスクが1・94倍も高い」ということである。

震災ストレスに関する他の2問でも同様に、有意に高いオッズ比が見られる。つまり、「震災ストレス」があれば、睡眠障害を来しやすいということである。

「社会経済要因」に関する2項目を見てみよう。「失業したかどうか」「(震災前と比べて)現在の暮らし向きはどうか」ということと睡眠障害との関連を見ている。震災の後で失業した方では、睡眠障害になる可能性が1・71倍に増えた。それはそうであろう、突然仕事を失ったら、眠れなくなるのも無理はない。同様に、現在の暮らし向きが苦しいほど、睡眠障害のリスクも階段状に上がっていく。

そして、「ソーシャルキャピタル」である。カワチ教授の4項目の質問票の合計得点が高い方ほど、睡眠障害のリスクは階段状に下がる。7点未満の人たちに比べて、11点以上の方々では睡眠障害になるリスクは3分の1以下になる。

「抑うつ・不安」(K6得点10点以上)についても、まったく同様の結果であった。

以上のことをまとめてみよう。東日本大震災被災者では、睡眠障害や抑うつ・不安といったメンタルヘルス上の問題を抱えている方々が多い。それは第1に、震災によるストレスの結果として生じている。第2に、失業や経済上の困窮があれば、睡眠障害や抑うつ・不安は強まる。第3に、ソーシャルキャピタルが豊かな個人や地域では、睡眠障害や抑うつ・不安は緩和される。この3つの要因が、メンタルヘルスに影響を及ぼしている。

ここで、東京から雄勝町までの私の旅は1つの区切りを迎える。本章の冒頭に、「東京から雄勝までの旅は、まさにソーシャルキャピタルの影響の強さを思い知らせてくれる旅であった」と述べた。その素朴な感慨が、疫学研究により証明されたのである。

図4-9 抑うつ・不安（K6）の推移（雄勝・牡鹿）

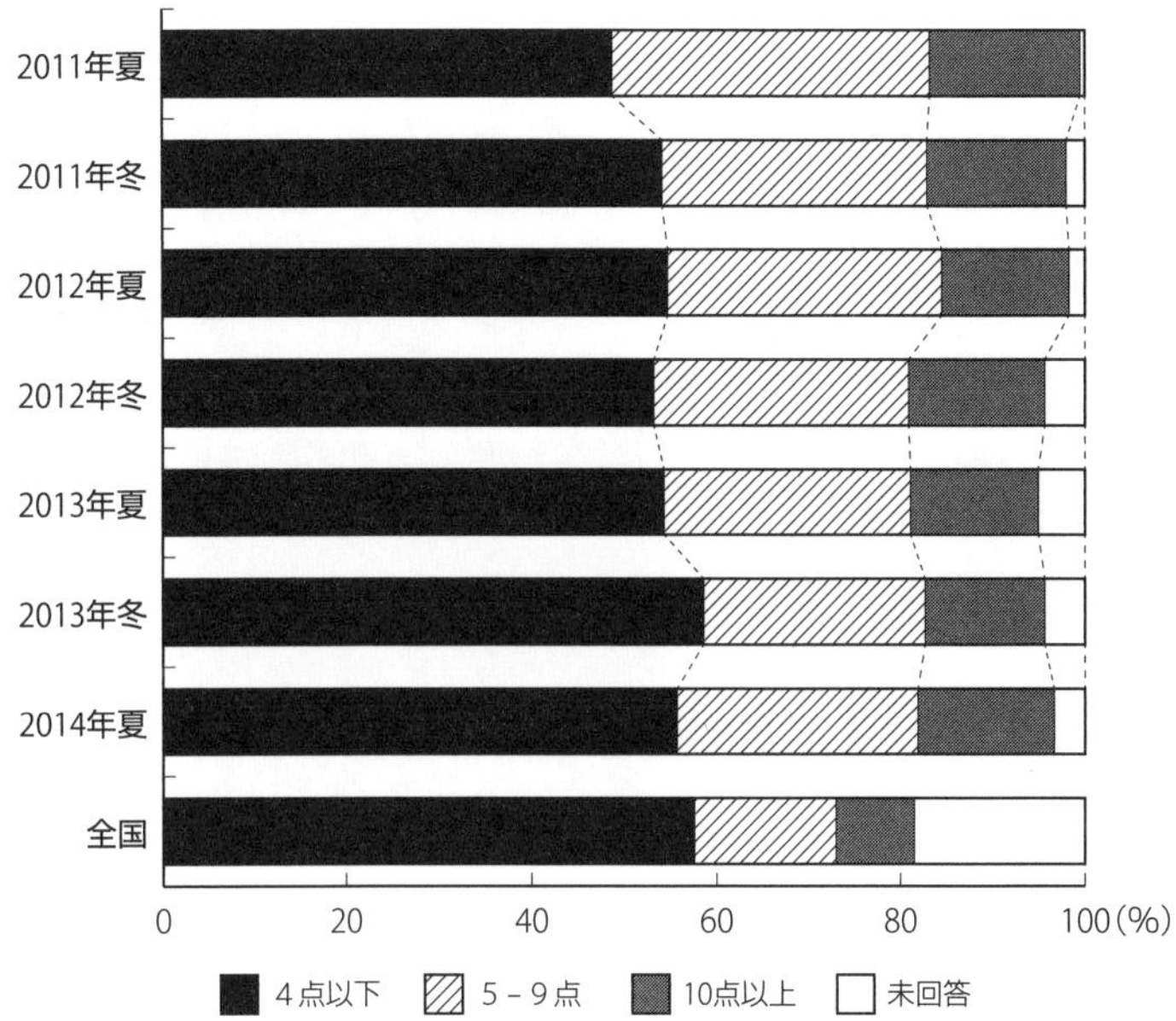

メンタルヘルスの変化（改善・不良のまま・悪化）を決めるもの

私どもは、その後も約半年ごとに調査を繰り返している。例として、雄勝・牡鹿におけるＫ６得点の推移を図４-９に示す。10点以上の割合は、第１回調査（２０１１年夏）の16・３％から、第８回調査（２０１４年冬）の14・８％へと、若干の改善はあるものの依然として高い。一方、４点以下（メンタルヘルス良好）の割合は、48・７％から55・７％へと増加し、全国値と近いレベルに達している。さらに特徴的なことは、中間層（5点－９点）の割合が減っていることである（34・５％→26・２％）。

メンタルヘルス不良（K6得点10点以上）の割合が微減である一方、良好者（同4点以下）が増えて、中間層が減っている。この現象は、被災者のメンタルヘルスの復興状況に「格差」が生じ始めていることを意味する。つまり、メンタルヘルスが改善している方々と、悪いままで苦しみ続けている方々と、二極分化が始まったのである。

これは阪神・淡路大震災後にも生じたことであり、加藤寛氏はこの現象を「鋏（はさみ）状格差」と呼んだ(8)。つまり、震災直後は、被災者全員が同じレベルの被害や生活困窮を経験する。しかし、復興期になると、生活再建やメンタルヘルスをめぐる状況には、個人差が出てくる。徐々に震災の痛みから立ち直る方がいる一方で、いつまでも癒されない方もいる。そして、被災者の生活やメンタルヘルスは、「日が経つにつれ広げた鋏の様にその格差が広がっていく」という。

図4-9は、まさに「鋏状格差」そのものを示している。メンタルヘルス良好者が徐々に増え続ける一方で、メンタルヘルス不良者も相変わらず存在し続けている。しかも、メンタルヘルスが不良な方々は、それ自体が辛いことに加えて、生活再建に成功した方々が仮設住宅から出ていくのを目の当たりにすることで「置いてけぼり」感を募らせるという、二重の苦しみを味わっている。その出口が見つからないことで、さらに苦しんでいる。

では、メンタルヘルスの変化（改善・不良のまま・悪化）を決める要因は何であろうか？　私どもの解析は途上であるが、仮設住宅から自宅などに移った方や仕事に戻ることができた方では、メンタルヘルス改善者が多いことが分かっている。つまり、生活再建に成功した方では、メンタルヘルスが改善しやすいのである。

さらに、ソーシャルキャピタルが豊かな方では、メンタルヘルス改善者が多いことも分かっている。つまり、ソーシャルキャピタルは、震災直後のストレスを緩和してくれるだけでなく、「こころの復興」をも支えてくれるものだったのである。

また、自治体やボランティアが実施する運動教室などの各種行事に参加する方では、メンタルヘルス改善者が多いことも事実である。実際、私どもの調査で「メンタル重症者」が見つかると、自治体を通じて精神科医に紹介することに加えて、地元の「茶話会」などにも参加するよう促していた。そうした人との交流から癒される方々も、少なくなかったのである。

公衆衛生の限界を痛感する

被災者の健康問題に寄り添い、その支援を試みていけばいくほど、私は公衆衛生の限界を痛感するようになった。

たとえば、睡眠障害や抑うつ・不安に苦しむ人たちに対して私たちができることは、精神科的なサポートを行うことであり、地域での行事（茶話会やイベント、運動教室）につなげることであった。それらは、被災者のメンタルヘルスを支えるうえで有効であり、実際に被災者からも求められていた。しかし、それだけで良いのか、むしろ他にも公衆衛生らしいことがあるはずだ、と私は思い続けてきた。公衆衛生は、疾病予防と健康増進を旨とするものであるが、いま自分たちが行っていることがほんとうの意味での公衆衛生なのか、悩み続けてきた。

公衆衛生が働きかける対象は、人々だけでなく社会環境も含まれる。疾病の原因を幅広く（個人レベルだけでなく社会経済レベルまで）探索したうえで、その原因に立ち向かうことにより、人々を健康かつ幸福にするのが、公衆衛生のあるべき姿である。その姿と照らし合わせてみて、自分たちの支援活動は「ほんとうの公衆衛生」になっているのだろうか、そう悩みながら支援活動を続けてきた。

では、被災地における「ほんとうの公衆衛生」とは何なのか？「疾病の原因を幅広く（個人レベルだけでなく社会経済レベルまで）探索したうえで、その原因に立ち向かう」という視点から、被災者のメンタルヘルスの問題を考えてみよう。

私どもの調査結果をまとめると、被災者のメンタルヘルスには、以下の3つの要因が関わっていた。第1に「震災ストレス」であり、第2に失業や経済上の困窮である。そして第3にソーシャルキャピタルの不足もメンタルヘルスに悪影響を及ぼしていた。

被災者のメンタルヘルスを改善するには、精神科的なサポートが重要であることは言うまでもない。しかし、それだけでは十分でない。まず何よりも大事なことは、失業や経済上の困窮を解決することである。そして、経済支援・産業復興の展望（道筋）を示して、被災者に希望を与えることである。その意味では、経済政策も重要かつ有効なメンタルヘルス対策であり、公衆衛生の1つであると言っても過言ではない。だが、そのことに私たちは関わっていない。

もちろん、私たちが経済政策を立案できるわけではない。それでも、被災者の健康支援のための総合的なアプローチの重要性を提言したり、働きかけることはできたはずである。第2章で述べた「すべての公共政策に健康の視点を（H i A P）」ということを、被災地復興の起点に据えるべきであった。

それから、ソーシャルキャピタルという問題で言えば、東日本大震災により34万人余が新しい場所に移って、新しい地域生活を始めることの意味を重視しなければならない。そこでは、コミュニティづくりに向けた手厚い支援が、行政からも民間からも求められている。これも公衆衛生の1つなのである。

実際に仙台市若林区は、この点で大きな成果をあげている。すでに述べたように、同区のプレハブ仮設住宅では、ソーシャルキャピタルに乏しいところも少なくない。それに対して若林区役所は、家庭健康課の職員（保健師）とまちづくり推進課の職員をペアで仮設住宅ブロックごとの担当とし、支援を行っている。これにより、被災者の健康づくり（家庭健康課）とソーシャルキャピタルの醸成（まちづくり推進課）とを一体的に行うことができた。その結果、若林区のプレハブ仮設住宅では、ソーシャルキャピタルが豊かになり、メンタルヘルスの改善も見られる。その意味で、仙台市若林区の活動には、学ぶところが多かった。

公衆衛生が、「臨床医学モデル」から「社会モデル」へと大きく変わりつつあることは、第2章で述べた通りである。被災者の健康支援は、まさにこの変化を象徴したものと言える。

生活不活発から要介護状態へ

被災地におけるもう1つの健康問題は、生活不活発とそれによる要介護者の増加という問題である。図4-10（次頁）は、雄勝・牡鹿の高齢者（65歳以上）が日常生活での外出範囲について、

図4-10 外出範囲の推移（雄勝・牡鹿）

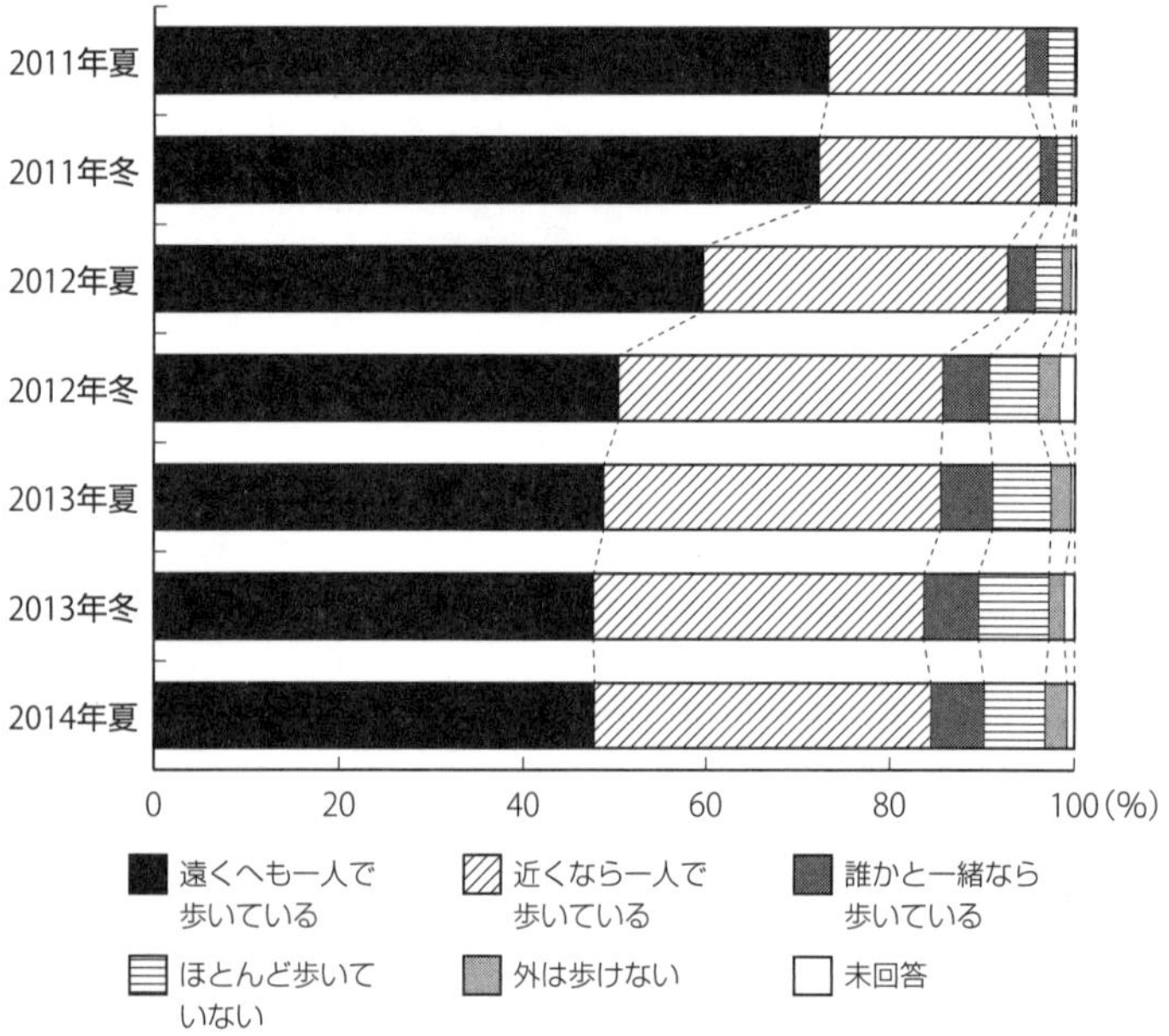

ほぼ半年ごとに回答した結果を表している。震災直後（２０１１年夏）は、73%が「遠くへも一人で歩いている」と回答した。しかし、その割合は徐々に減り、最近では半数を割ってしまった。

それはそうであろう。津波により労働の場が奪われたため、外出の必要性が減ったのである。さらに、仮設住宅は山を切り開いた場所に設置されることが多かったので、近くに行くところもないし、まわりを歩くのも難しいからである。

被災者健診に訪れてくれた、杖に頼って足取りも弱々しい高齢者が私に教えてくれた。

「震災で仕事ができなくなった

とき、年だからもういいかって、仕事をやめることにしたの。やることもないから、のんびり暮らしてたワケさ。でも、動かないでいると、動けなくなってしまうんだねえ。大変なことになったもんだわ。」

このような高齢者は決して少なくない。実際に、図4-10のグラフの「遠くへも一人で歩いている」の割合は、2013年夏から横ばい（減っていない）なのに対して、「外は歩けない」「ほとんど歩いていない」という回答が徐々に増えているのが気になる。

生活が不活発になって運動機能が低下すると、生活機能が低下して要介護状態になりやすい。実際に被災地沿岸部では、介護保険の要介護認定率の増加が他地域よりも著しい。

私どもの研究室の遠又靖丈助教は、厚生労働省「介護保険事業状況報告」のデータを用いて、全国の市町村における介護保険の要介護認定率の推移を調べた〈9〉。そして、被災3県（岩手・宮城・福島）の沿岸部、被災3県の内陸部、それ以外の全国44都道府県の3つのグループに分けて、2010年2月を起点として、要介護認定率の推移（変化比）を2012年3月まで検討した［図4-11、次頁］。

このグラフは、衝撃的である。震災前に比べて、被災3県沿岸部の認定率が5％も減ってしまったからである。それは、要介護者が死亡したか、被災地の外へ転出したか、震災後の混乱により介護保険認定業務が滞ったか、これら3つのいずれかによるものであろう。

震災の年の暮に、気仙沼の地福寺を訪問したときの話を紹介したい。お寺がある波路上地区は、気仙沼市内でも最も甚大な津波被害を受けたところであり、そのお寺も本堂の軒下まで波に浸

図4-11 要介護認定率*の推移

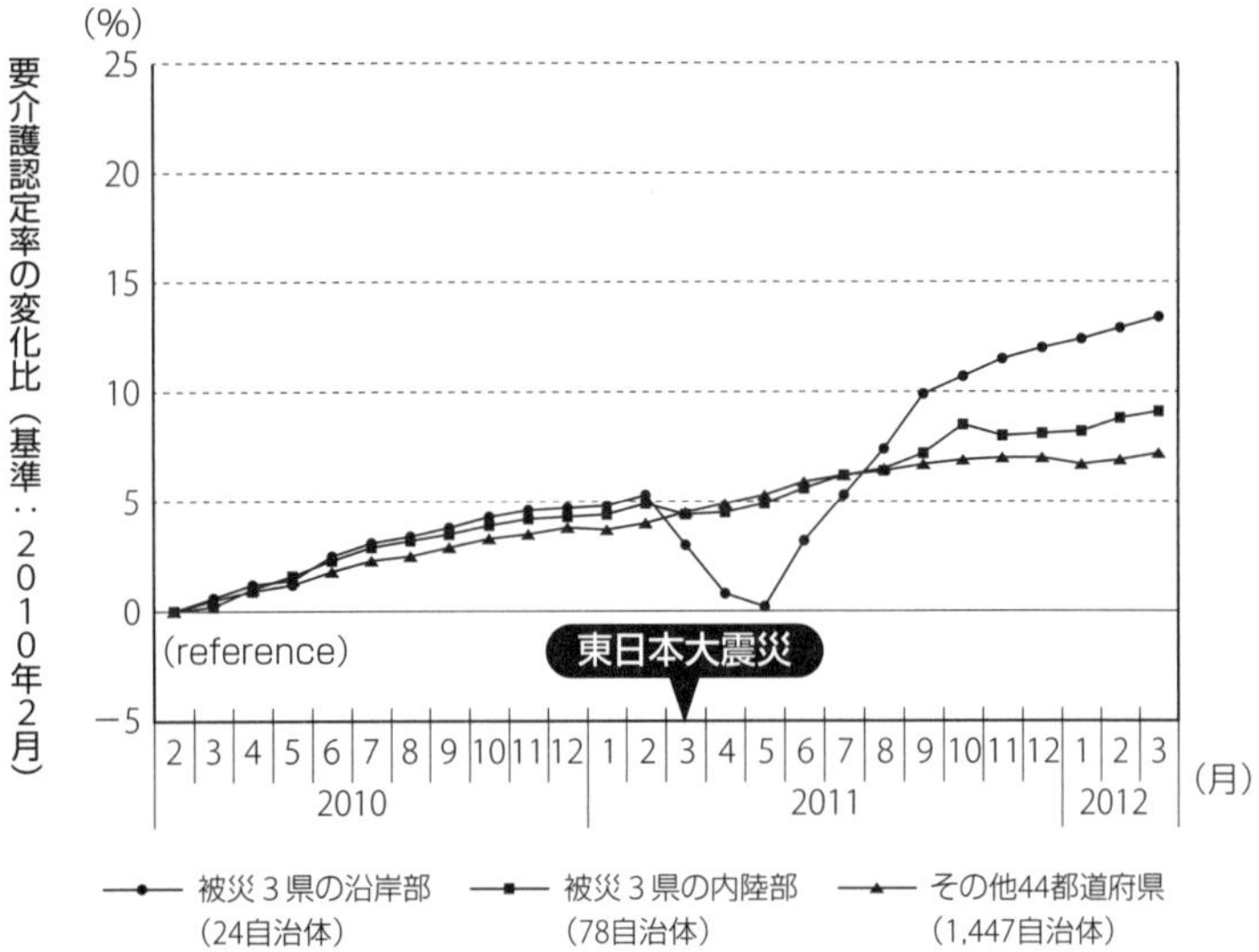

＊第1号被保険者における要支援・要介護認定者数（全要介護度/第1号被保険者数）

（文献9より）

かったという。再建された本堂に入れていただくと、亡くなった檀家の遺影と骨壷が安置されている（一周忌までは、そうするのが習いだそうである）。遺影を拝見すると、ご老人と若い人たち（息子や娘、孫）が一緒に亡くなっている場合が多いことに気づく。住職によると、要介護状態のご老人は日頃、自宅で暮らしている（子どもや孫は外で仕事をする）わけであるが、震災後に大津波警報が出たために、ご老人を連れて避難しようと、家族が自宅に戻ったけれども逃げ切れず、ともどもに津波の犠牲になったという。

　話を戻そう。被災3県沿岸部の要介護認定率は、2011年5月に底を打った後、急速に増加した。それ

図4-12 要介護認定率*の推移

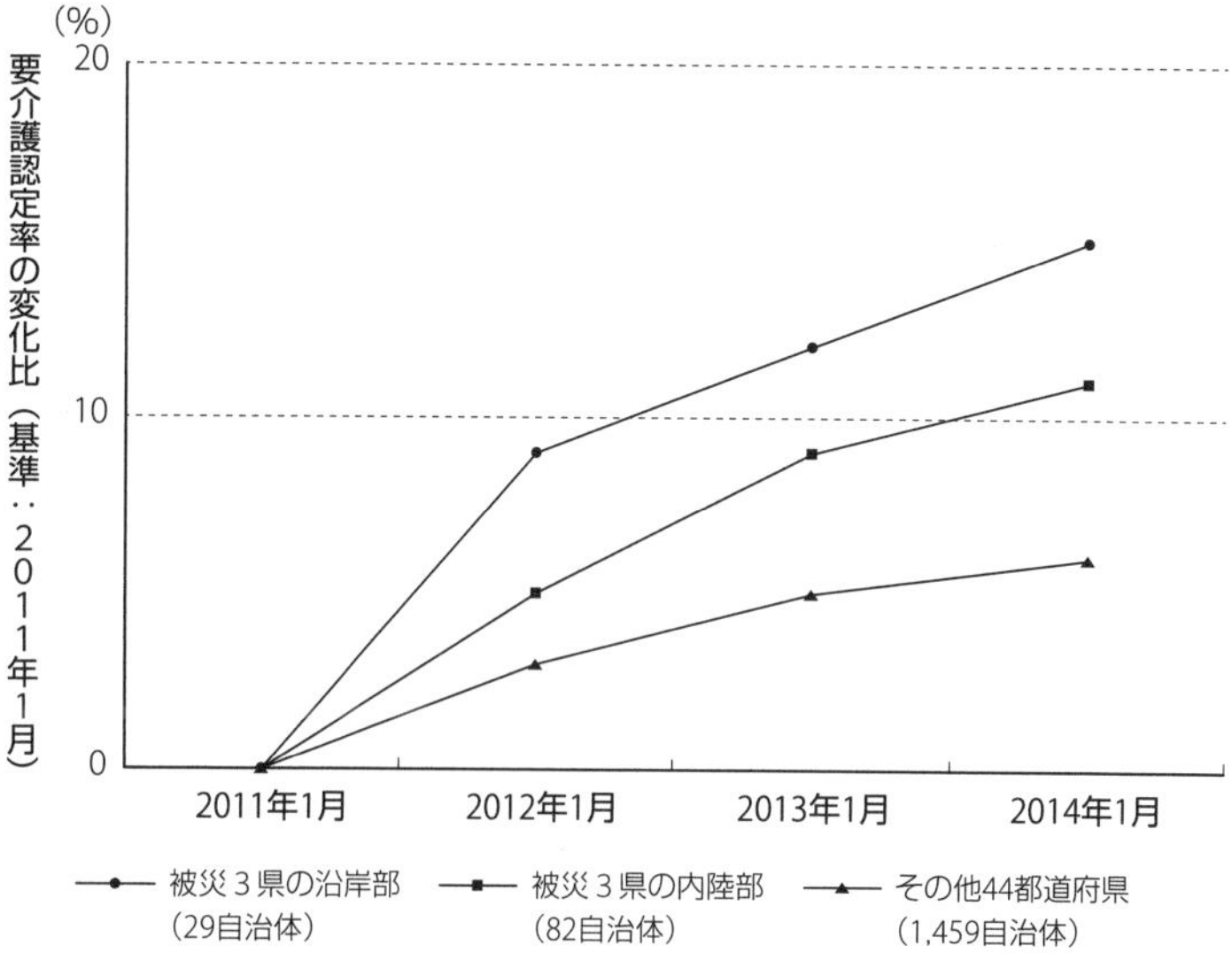

＊第１号被保険者における要支援・要介護認定者数（全要介護度／第１号被保険者数）

（文献10より）

は同年9月まで続いた（おそらく、震災直後の認定業務の遅滞を取り戻した面もあったと思われる）。その後、伸び方は緩やかになったけれども、それでも増加率は他の地域とは比べものにならないくらい高い。

要介護認定率の増加は、それ以降も続く。遠又助教の調査によると、２０１１年１月末から２０１４年１月末までの３年間で、要介護認定率は、被災３県以外の44都道府県では6％の増加であったのに対して、被災３県の沿岸部では14％も増えたのである[10]［図4-12］。

以上のように、被災地では高齢者が生活不活発になり、その結果、要介護認定率が増え続けている。しかし、すべての高齢者が同じように生活不活発になっているわけではない。

では、生活活発度（外出の範囲や頻度）の推移（活発な状態を維持・不活発へ悪化）を決める要因は何であろうか？　私どもの解析は途上であるが、ここでもソーシャルキャピタルが関わってくる。

つまり、ソーシャルキャピタルが豊かな方は、日常生活の活発度を維持していることが分かってきた。考えてみれば、当然のことであろう。人は、歩くために歩くのではなく、何か目的があるから歩くのである。会いたい人がいるから、行きたいところがあるから、やりたいことがあるから、その場所まで歩いて行くのである。ソーシャルキャピタルが豊かな方では、そのような機会が多いので、歩く範囲が拡がるのは当然である。

ソーシャルキャピタルの健康影響

被災者の健康問題は、次の2点に集約される。1点目は、メンタルヘルスの問題（不眠・睡眠障害、抑うつ・不安、震災ストレス）である。2点目は、高齢者の生活不活発による要介護認定率の増加である。両方とも、震災の直接影響によるものだけでなく、震災後に生じた社会的要因（失業、経済的困窮、家族の離散、役割の喪失、生活環境の変化など）が複雑に絡んで生まれたものである。一方、メンタルヘルスの問題も生活不活発の問題も、ソーシャルキャピタルにより緩和されることも分かってきた。

そこで被災者の問題を離れて、ソーシャルキャピタルが心身の健康に及ぼす影響について、これまでの研究を概括してみたい。相田潤・東北大学大学院歯学研究科准教授と近藤克則・千葉大学予防医学センター教授は、ソーシャルキャピタルの健康影響について、国内外の膨大な数の論文をレビューした論文「ソーシャル・キャピタルと健康格差」を2014年に発表している[11]。

その結果を要約すると、ソーシャルキャピタルの豊かな地域に住む人々では、

・死亡率（全死因死亡、アルコール関連死亡、自殺死亡）が低い。
・要介護状態の発生率が低い。
・精神疾患の発生率が低い。
・主観的健康度が高い（その後の悪化が少ない）。
・冠動脈疾患の発生率・再発率が低い。

といったものである。

なぜ、ソーシャルキャピタルは人々を健康にするのであろうか？　著者らは、そのメカニズムを図4-13（次頁）のように推論している。

第1に、ソーシャルキャピタルを通じて、望ましい行動様式が伝播されることである。信頼できる友人が運動を始めたり、禁煙に取り組んだりすると、自分も真似しようとするものである。

第2に、ソーシャルキャピタルは、ある意味での社会規範（非公的な社会的統制）となり得る。ソーシャルキャピタルが豊かな地域で犯罪が少ないのは、その影響かもしれない。

図4-13 ソーシャルキャピタルが健康に影響するうえでの想定される経路

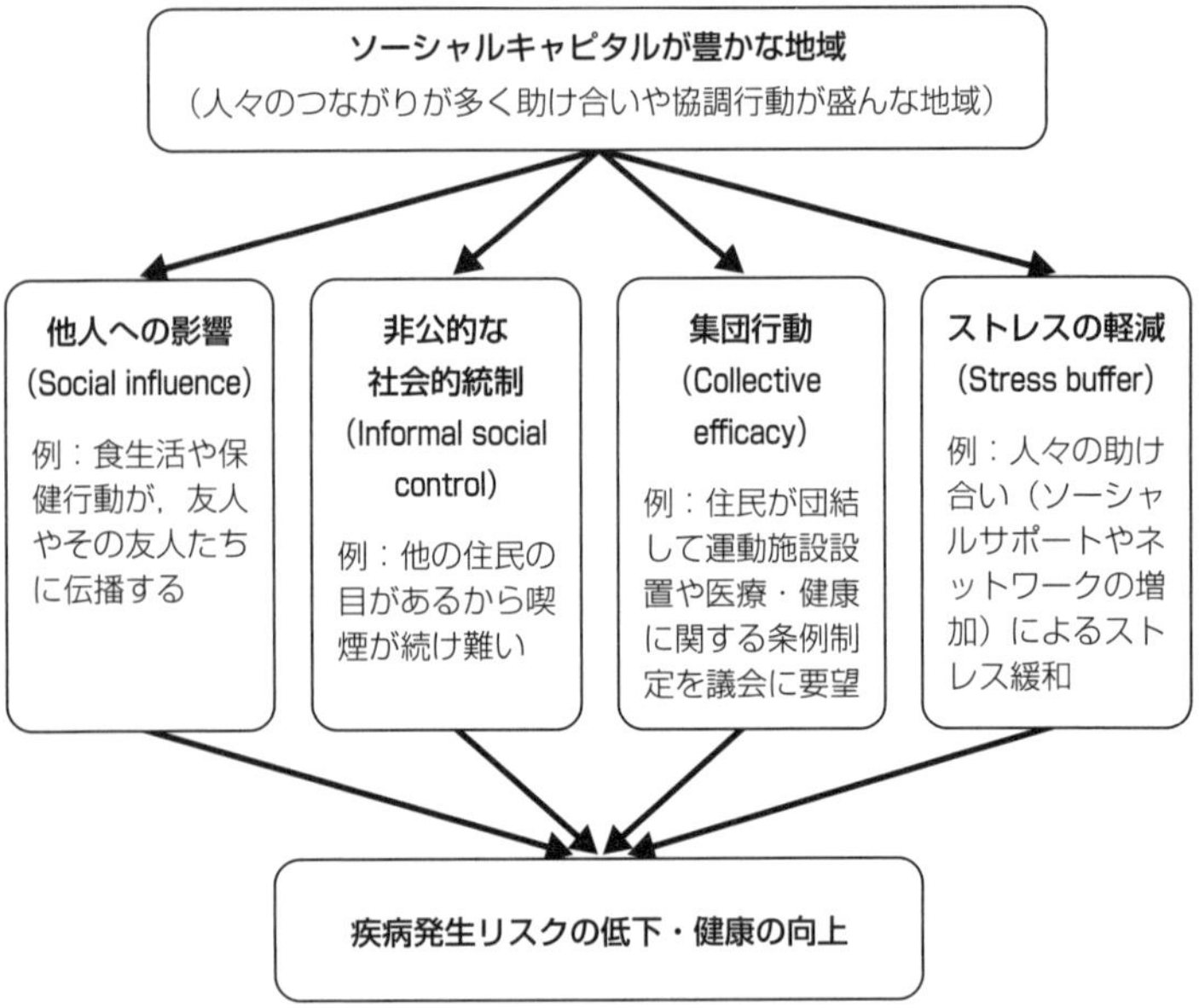

（文献11より）

第3に、ソーシャルキャピタルが豊かな地域では、市民運動や市民による働きかけが活発になるので、健康づくりを支える社会環境（保健医療施設、公共空間での禁煙条例など）が創られることになる。

第4に、ソーシャルキャピタルが豊かな地域では、人々が助け合い、気を遣い合うため、ストレスが緩和される。それにより、ストレス関連疾患（精神疾患、冠動脈疾患など）が減少することになる。

ソーシャルキャピタルには、以上のような効用がある。これまで、被災地の健康問題をソーシャルキャピタルという視点から考えてきた。次に、2025年の日本をソーシャルキャピタルという視点から考えてみよう。

3 「2025年問題」にどう対処するか?

すでに述べてきたように、東日本大震災の被災地は、2025年の日本社会を先取りしている。いま、手を打たなければ、2025年の日本は、身寄りも少なく、定年後に役割を失い、何もすることもなく家に閉じこもっている高齢者であふれていることであろう。そして、社会保障体制は間違いなく破綻する。

それを未然に防ぐには、官と民との関係をめぐるパラダイムの転換が必須となる。つまり、官に依存する民ではなく、「自立する民」である。民間が主体となって、地域の実情に応じたサービスを創造し、それを官が後押しするという関係である。そのカギを握るものが、ソーシャルキャピタルと住民参加であろう。

自助・互助・共助・公助の役割分担

社会政策(公共政策)におけるソーシャルキャピタルや住民参加の位置付けを考えるために、社会保障を構成する4つの「助」――自助・互助・共助・公助――について考えてみよう。私も委員を務めた厚生労働省「平成20年度 地域包括ケア研究会報告書」に沿って、概念整理を行いたい[図4-14、次頁]。

図4-14　自助・互助・共助・公助の関係

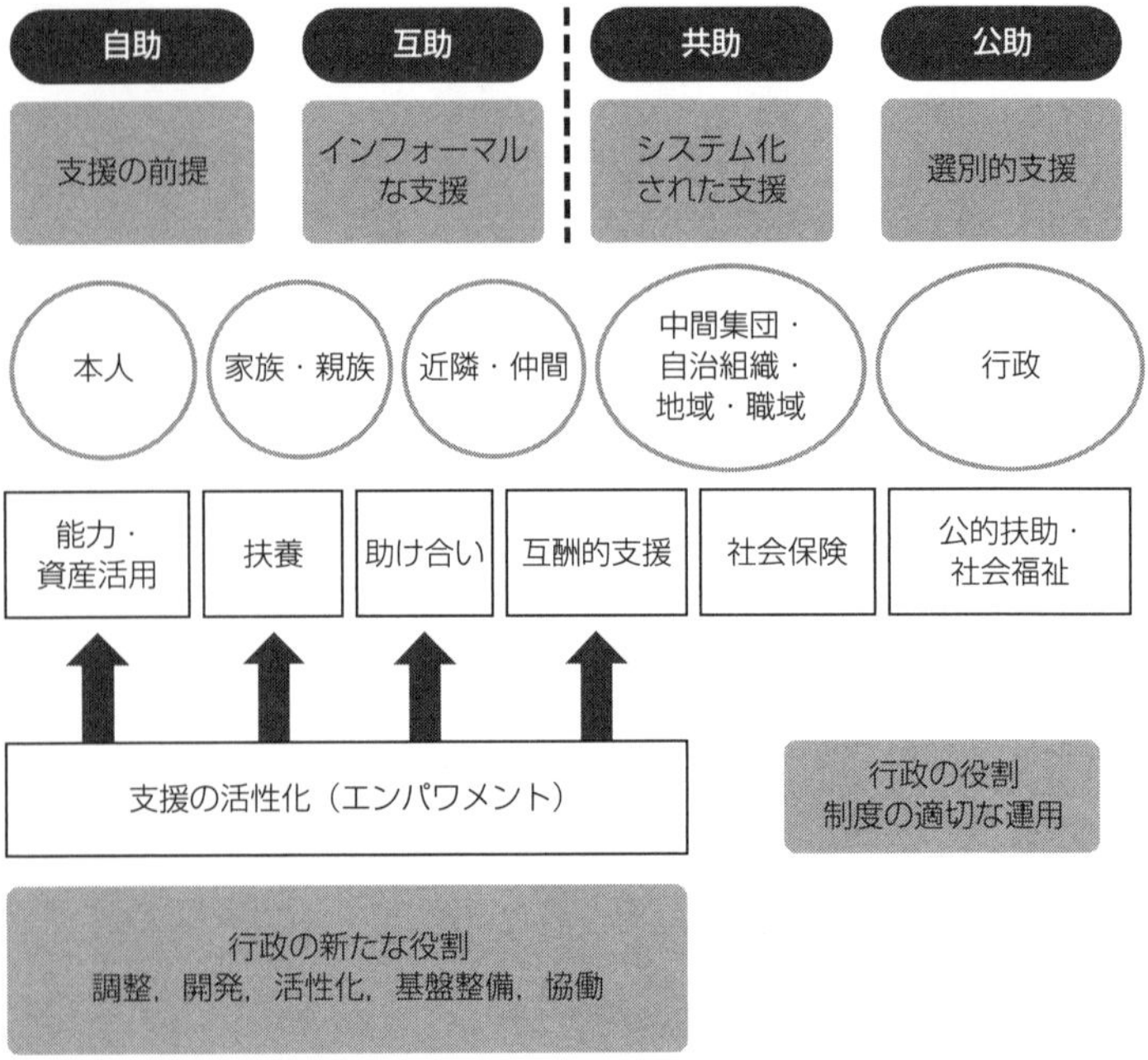

（平成20年度第3回地域包括ケア研究会資料より，一部改変）

「自助」とは、自分で自分の面倒を見ることである。病気になったら、自分で治す。自分の健康は自分で守る。自分で稼いだお金または年金収入で、生活を営むといったことである。

「互助」とは、インフォーマルな相互扶助のことである。誰かが病気になったり、困ったことが生じたりすると、家族や隣人、友人たちが、手助けをする。安全で暮らしやすい生活ができるように、地域で一緒に清掃をしたり、あいさつし合ったり、ゴミの管理をしたりする。あるいは、ボランティア活動も互助の1つである。つまり互助とは、ソーシャルサポートやソーシャルキャピタルを実体化したものと言える。

「共助」とは、制度化された相互扶助のことである。代表例は、医療保険や介護保険の制度である。これらは、加入者が日頃から保険料を納付することによって、医療費や介護費用を賄うための資金プールをつくるものである。それによって、医療や介護が必要になった際の費用負担を軽減しようというものである。つまり、保険の加入者が相互に助け合う形をとっている。

「公助」とは、自助・互助・共助では対応できない困窮などの問題に対して、必要な生活保障を行う社会福祉制度などの行政サービスである。

その分類に立って、同報告書では「地域包括ケアの提供にあたっては、それぞれの地域が持つ『自助・互助・共助・公助』の役割分担を踏まえた上で、自助を基本としながら互助・共助・公助の順で取り組んでいくことが必要」と結論づけた。

この結論は、実は日本の公共政策が大きな転換点を迎えたことを意味すると言っても過言ではない。つまり、共助・公助の拡大から縮小への転換である。

自助・互助・共助・公助の変遷

戦後日本の社会保障・公共政策の歩みは、共助・公助の範囲を拡大してきた歴史とも言える。

第二次世界大戦前には、社会保険はなく福祉政策も貧弱であった。公共政策の目的は、人権の保障よりも健民健兵をつくることにあった。また、本来インフォーマルであるはずの互助も、隣組などのような「制度化された互助」として機能していた。「滅私奉公」の国是のもとで、無限大の自助と制度化された互助が、地域社会を支えた。その結果、共助や公助の占める範囲は、極めて小さなものであった。つまり、図4-14における「自助・互助と共助・公助とを分ける境界線」（破線）は、かなり右の方に位置し、共助と公助の領域は狭かった。

しかし、敗戦とともに「滅私奉公」は否定され、人々は国や自治体にさまざまなことを要求するようになった。そして、高度経済成長による税収アップ（財政の余裕）という好事情もあって、国や自治体は競って公共サービスの枠を拡げたのである。国民皆保険制度により医療面での共助を確立させるとともに、公助である社会福祉制度も、その範囲を拡げていった。

高齢者介護も、公助（一部の困窮した高齢者のみを対象とする福祉措置）から共助（すべての高齢者を対象とする介護保険制度）へと転換した。「三世代世帯」を標準とする従来の日本では、高齢者介護の多くは、互助の範囲で機能していた（事実、「三世代世帯は、日本の社会保障にとっての含み資産」ということが、1980年代には頻繁に語られていたものである）。そして、身寄りのない少数の困窮高齢者に対して、老人福祉という公助が提供された。しかし、世帯構造の変化により家庭の介護力が貧弱になる事態（互助の低下）に直面して、日本社会は「介護の社会化」つまり介護保険制度という共助の道を選択したのである。

このように、終戦後から最近までは、図4-14の「自助・互助と共助・公助とを分ける境界線」が左へ左へと移動する過程であった。この流れは、社会保障や公共サービスだけに限ったことではない。私たちの社会そのものの変化でもある。かつて日本が貧しかった頃、人々は地縁・血縁といった互助に頼って生きるしかなかった。まさに、ソーシャルキャピタルこそが生きる術だったのである。しかし、ソーシャルキャピタルにも負の側面がある。濃厚過ぎる人間関係は息苦しい。

その後、日本社会が豊かになるにつれて、地縁や血縁に頼る必要がなくなってきた。病気になっても、国民皆保険制度（共助）のもとで安心して治療を受けられる。育児も教育も、病人の世話も介護も、すべての面で行政サービスや有料の民間サービスが充実してきた。マンションでは、安全管理やゴミ処理・清掃といった（かつては）互助とされていた活動まで、いまでは住人が管理費を出し合って業者に委託するという共助のシステムに転換させた。それゆえ、マンションでは、「何か問題が生じた場合、まわりの人々は力を合わせて解決しようとする」（カワチ教授の質問第4項）人は少ないであろう。管理人か警察を呼べば、何とかなるのだから。

このように、社会保障も公共サービスも、そして個人の生活も、自助・互助の範囲がどんどん狭まっていった。それは、人に気を遣う必要のない、自由気ままの暮らしやすい社会であり、豊かさの象徴のように思えた。しかし、それには「落とし穴」があったのである。

すなわち、互助の空洞化、ソーシャルキャピタルの脆弱化、そして「無縁社会」の到来である。すべてが個別化されて他人との関係が極端に少ない「無縁社会」は、元気なうちは気楽で快適である。しかし、いざ病気になったり介護が必要になったりしたら、どうであろうか？ そのことが、人々を不安にしている。実際のところ、地域での活動に参加しない方々、ソーシャルサポートの少ない方々で、抑うつ・不安を有する方が多いという報告もある。(12)

豊かさのなかで、人々の生活は個別化へと向かい、人間関係も希薄化した。それがさらに進んで、人々は孤立化してしまい「こころの健康」を害し始めていることは、拙著で述べた通りである。[13] さらに同書は、以下の問題を指摘している。

「孤立化が生む問題は、それだけに留まらない。たとえば結婚した子どもが親と一緒に住む機会が減るなかで、育児や家事などの『生きるスキル』が親から子へ継承されることも減ってきた。その結果、育児不安、家庭内のさまざまな事件、若い親子での食生活の悪化などの問題が生じている」

ここに至って、「平成20年度 地域包括ケア研究会報告書」は、「地域包括ケアの提供にあたっては、それぞれの地域が持つ『自助・互助・共助・公助』の役割分担を踏まえた上で、自助を基本としながら互助・共助・公助の順で取り組んでいくことが必要」と結論づけたのである。

これは、(これまで左へ左へと動いてきた) 図4-14の「自助・互助と共助・公助とを分ける境界線」を右へ、つまり逆方向に動かすことに他ならない。それが、「日本の公共政策が大きな転換点を迎えた」ことの所以である。

あらためて互助の意義を問う

日本の公共政策が大きな転換点を迎えることとなった理由の1つが、人口減少高齢化と社会保障財政の逼迫であることは否定できない。第1章で述べたように、人口の高齢化により社会保障ニーズが増える一方で、人口減少のために社会保障に充てられる財源には限りがある。共助・公助だけではカバーし切れなくなった現実がある。その矛盾を解くには、民の力（自助・互助）を借りるしかない。

それは事実の一面を示しているが、それだけではない。むしろ、無縁社会の落とし穴から日本社会をすくい上げなければならないのである。「平成20年度 地域包括ケア研究会報告書」は、以下のように述べている。

「自助や互助は、単に、介護保険サービス（共助）等を補完するものではなく、むしろ人生と生活の質を豊かにするものであり、『自助・互助』の重要性を改めて認識することが必要である。（中略）

互助の取組は高齢者等に様々な好影響を与えていることから、その重要性を認識し、互助を推進する取組を進めるべきではないか。その際、地縁・血縁に依拠した人間関係だけでなく、趣味・興味、知的活動、身体活動、レクリエーション、社会活動等、様々なきっかけによる多様な関係をもとに、互助を進めるべきではないか。」

そして、その根拠として、「ソーシャル・サポートがあることは高齢者のうつ状態の予防因子である。地域活動に参加したり、ボランティア活動等を行っている高齢者では、認知症や要介護の発生率が低い。また、ボランティア活動の活発な地域ほど犯罪の発生率が低い等、地域社会の安全と安心にも好影響を及ぼしていることが、これまでの研究で分かっている」ということが同報告書に述べられている。

以上のように、「互助」を拡げようとする政策の背景には、単なる公共サービスの削減ではなく、ソーシャルキャピタルの醸成による地域再生への期待が込められているのである。

ソーシャルキャピタルが醸成されることで、地域社会は安全で安心なものになるであろう。また、高齢者と若い者との世代間交流が進めば、若い世代の育児負担は減り、学校教育や地域活動も活性化するであろう。そして、高齢者の社会参加が進めば、彼ら自身の心身の健康レベルも改善するので、医療費や介護費用にも相当な好影響が生じるであろう。

地域が変われば、認知症高齢者の症状も変わる

1975年に、東京と沖縄における認知症高齢者の症状をめぐって、興味深い調査結果が報告されている。[14]

それによると、東京都の65歳以上の人口の約5％は認知症と診断され、その半数で妄想・幻覚・夜間せん妄などの周辺症状が見られたという。一方、沖縄県島尻郡佐敷村（現・沖縄県南城市）の65歳以上の住民のうち約4％は認知症と診断されたが、周辺症状を示した方は皆無であったというのだ。東京も沖縄も、認知症の重症度は同じ程度であったにもかかわらず、周辺症状が、東京では半数に見られたのに対して、沖縄では皆無であった。この相違をどう捉えればよいのであろうか？　それは、認知症高齢者に対するまわりの人々の対応が、東京と沖縄で違っていたからである。

調査を実施した真喜屋浩・琉球大学精神科教授（当時）は、以下のように述べている。

「佐敷村のような敬老思想が強く保存され、実際に老人があたたかく看護され尊敬されている土地では、老人に精神的葛藤がなく、たとえ器質的な変化が脳に起こっても、この人たちにうつ状態や幻覚・妄想状態は惹起されることなく、単純な痴呆（原文のまま）だけにとどまるのではないか」

若干補足すると、認知症高齢者の症状は2種類ある。1つは、知的機能の崩壊による症状（記憶力や思考力などの低下）であり、もう1つは、周辺症状（妄想、幻覚、夜間せん妄、徘徊など）である。そして注意すべきは、知的機能が崩壊すれば「周辺症状も必ず起こる」というわけではないことである。

最近の認知症ケアは、認知症高齢者の気持ちに寄り添い、その人の言い分や行動をできるだけ認めることを重視している。なぜなら、それにより周辺症状が減ってくるからである。

佐敷村という地域は、そのことを40年も前に実践していたのだ。たとえば、認知症高齢者が街を徘徊している場面を想定してみよう。沖縄の田舎では、認知症高齢者が街を歩き回っても、まわりの人々は、その老人がどこの誰なのかを知っており、危険がないように見守り続ける。そして適当な頃合いを見計らっては、誰かが声をかけて家まで送り届ける。これが、地域全体で認知症高齢者を受け入れるということである。だから認知症高齢者は不安にならず、生活行動を抑制されることもなかった。その結果、周辺症状は起こらなかったのであろう。

これこそが「互助」の力である。それによって、認知症高齢者の症状も変わってくる。さらに言えば、どのような地域をつくり上げるかで、住民一人ひとりの人生最期の過ごし方が大きく変わってくるのである。まさに自分自身の問題として、互助や地域づくりと向き合わなければならない。

互助を再生するには

とはいえ、すでに空洞化しつつあるソーシャルキャピタルや互助を再生させるのは、容易なことでない。「これからは、自助・互助が中心になるから」といって安易に公共サービスを縮小させたのでは、必ず失敗する。地域で互助が空洞化している状況で、公共サービスを減らしてしまったら、お金に余裕のある人は自助（有料サービスの利用）で切り抜けようとするし、お金がない人は公助（福祉サービス）を求めることになろう。その結果、互助の空洞化はさらに進み、社会保障負担も増えてしまう。

だから行政は、互助の活性化に向けて、さまざまな取り組みを（これまで以上に）行わなければならない。それは、互助の活性化で成果をあげている自治体を見れば一目瞭然のことである。住民組織の立ち上げの支援、住民が参加できる「場」の確保、インセンティブの付与など、さまざまな促進策が講じられている。また、地域で介護予防サービスなどを実施するに当たり、住民組織やボランティア・グループから事業企画書を募集し、優良団体に実施を委託しているところもある。

被災地から見える「ポスト2025年」

被災地を見続けていると、「ポスト2025年」のヒントが見えてくる。

1つは、「民の主導による再生」である。東日本大震災の後、被災企業の復興を支えるためにさまざまな民間団体がファンドを募集した。そこでは、被災企業が再建計画を示し、それに賛同した一般市民が資金を提供した。従来は、金融機関からの融資か行政からの補助金に頼るしかなく、そのために規制も多く、時間もかかっていた。しかし今回は、民の力が被災企業の復興を大きく支えているのである。被災企業の復興を支援するなかで、企業と市民との直接のネットワークが拡がったため、従来の市場を介さない新たな流通も始まっている。かつては、官が地域社会や産業のグランドデザインを示し、豊富な資金力のもとで民を動かしていた。しかし、これからは民が主体となって、ネット社会のなかで時間・空間を超えたコミュニティをつくっていく。民と官の関係が変わりつつある。

もう1つは、「互助のビジネス・モデル化」という考えである。これはまだ実現していないけれども、私の夢の1つである。すでに述べたように、被災地では要介護者が増加している。しかし、人手不足のために、十分な介護保険サービスを受けられない方々も多い。そこで私の提案であるが、仮設住宅に暮らす中高年の健康な方々がホームヘルパーの資格を取得して、介護事業所を立ち上げてはどうか？　震災により職を失った方々が、ホームヘルパーとなって介護ビジネスに参加するのである。これによって生計を立てることができるし、人を介護すること（人の役に立つこと）から気持ちも前向きになる。生活不活発も解消できるであろう。

このようなことを被災者の方々に提案してみると、同じ仮設住宅ブロックでサービスを提供したのでは、プライバシーの問題もあるからやりたくないとおっしゃる。それでは、離れた場所の仮設住宅ブロックに行って、介護サービスを展開してはどうか？　その場合、移動のために運転手が必要になるので、仕事がなくて昼間から酒を飲んでしまいそうな人を雇えば、アルコール依存症の予防にもなるであろう。何とか、それを実現してみたい。

互助のビジネス・モデル化という考えは、他にも応用が可能である。たとえば介護で言えば、簡単なレベルの家事支援・買い物代行を隣人どうしで行うと、若干の費用がもらえるようにしてはどうか。育児で言えば、子供を持つ世代を高齢者がサポートすることも有意義であろう。具体的には、育児のアドバイスをしてあげたり、両親が共働きの子どもが病気になったときに預かってあげたり、そのような世話（サービス）を安価な費用で高齢者が提供してはどうか。また、街の人たちが集まりやすい「場」を確保して、高齢者ボランティアが喫茶店などを経営するという取り組みは、すでに各地で始まっている。

高齢者が社会参加できる「場」を確保し、自分が人の役に立っていることを実感して生きがいを手に入れ、わずかでもお金がもらえるという、新しい形の互助活動を展開していきたい。実際のところ、生きがいを感じている高齢者は長生きし、しかも要介護の発生率も低いという研究データも発表されている[15,16]。これからの高齢者施策とは、生きがいと社会参加の促進を基軸としたものでなければならない。

最後に見え始めてきたのが、新しい「終（つい）」の棲家、終末期における新しい人間関係である。現在、仮設住宅から災害公営住宅への転居が本格化するなかで、一人暮らし高齢者の増加が懸念されている。仮設住宅では、狭くて防音も行き届かなかったため、隣人の声や気配がよく分かっていた。しかし、公営住宅に移ると、隣人がどうしているのかまったく分からなくなったという。そこで「孤独死」の問題が懸念されている。これも「２０２５年問題」の先取りに過ぎない。身寄りの少ない高齢者が増えるので、「孤独死」の問題は避けて通れない。

被災地でプレハブ仮設住宅を初めて見たとき、次のようなことを考えた。仮設住宅ブロックには、集会所と住居が用意されている。ところが、集会所はあまり活用されず、多くの人たちは住居にこもって暮らしている。そこを変えられないだろうかと考えた。

たとえば、入居者の方々が、日中の大半を集会所で暮らせるようにできないだろうか？　大きな集会所をつくって、そのなかをいくつかのパーティションに区切るのである。あるところでは仕事の準備（漁具などの手入れ）を行い、あるところでは手芸などをして震災グッズや地域特産品を作成し、あるところでは運動をしたり、碁や将棋などに興じてもよい。そのような公共の場があって、日中は好きな活動に参加する。病人の看護や介護も、そこで行ってもよい。それによりお互いが助け合い、支え合い、そして老いや終末を受け入れられるようになるであろう。

住居は、夜に寝るため、あるいは日中に息苦しくなったら休憩するための個室ということになる。

そのような、人々がともに暮らす共有空間と個室とがあって、互助とプライバシーのバランスがとれた、緩やかな共同生活はできないものであろうか。そして、老化や病気、要介護度に応じたケアを、同じ場所で受け続けられるコミュニティはできないものであろうか。

これが実現すれば、「孤独死」はなくなる。むしろ、1つのコミュニティとして、老いと死を受け入れることが可能になるであろう。それが地域社会に開かれていて、世代間交流が行われていれば、なお良い。

これから、日本では一人暮らし高齢者が増えていく。その方々が「終」の不安なく人生を全うするには、このような新しい互助のあり方を考えていかなければならない。その答えを、「2025年問題」を先取りしている被災地から出したいのである。

震災の復興から社会の進歩へ

これまでの大震災を振り返ってみると、その復興を通じて私たちの社会がより良いものに進歩してきたことが分かる。

たとえば、わが国の保健活動は、1887（明治20）年の京都看護学校（同志社）による巡回看護が始まりとされているが、その意義が社会的に認められ専門職として身分化されたのは、1891（明治24）年の濃尾大震災と1923（大正12）年の関東大震災が契機となったという。

当時、東京慈恵医院や済生会などの看護婦が、被災地域を巡回して被災者の健康支援と地域の衛生指導を行った。その活動は、まさに「保健師のＤＮＡ」として現在も引き継がれている。

１９９５（平成７）年の阪神・淡路大震災は、どのような進歩を日本社会にもたらしたのであろうか？　それは、ボランティア活動ではなかったかと思う。震災後、全国から数多くのボランティアが神戸に結集して、復興に貢献した。その精神は広く深く根付き、今回の東日本大震災の被災者を助けてくれた。

このように、大震災が発生すると、私たちはただ打ちのめされるだけではなく、それを乗り越える新しい思想と行動、そして制度を生み出し、社会をより良いものにしてきた。

では東日本大震災は、どのような進歩を私たちの社会にもたらしてくれるのであろうか？　それが「２０２５年問題」を乗り越える智恵であることを、私は願っている。しかし、その答えはまだ見えていない。震災復興の道は、これからも長く続くのである。

【引用・参考文献】

〈1〉Lubben JE, Gironda ME,In:Social Work and Health Care in Aging World, Berkman L, HarooytanL（eds）, Springer Press, New York, 2003, 319-350
〈2〉渡邉崇、他：厚生の指標、60、13：1-6、２０１３
〈3〉Soldatos CR, et al:J Psychosom Res, 48:555-560, 2000

〈4〉Soldatos CR, et al:Sleep Medicine, 6(1):5-13, 2005
〈5〉Kessler RC, et al:Arch Gen Psychiatry, 60:184-189, 2003
〈6〉渡邉崇、他:第47回宮城県公衆衛生学会学術総会抄録集：10、２０１２
〈7〉佐藤真理:J Epidemiol (Suppl), 22(1):73, 2012
〈8〉加藤寛・最相葉月『心のケア　阪神・淡路大震災から東北へ』講談社、２０１１年
〈9〉Tomata Y, et al:J Epidemiol Community Health, 68:530-533, 2014
〈10〉遠又靖丈『平成26年度厚生労働科学研究費補助金　東日本大震災等の大災害と保健医療統計の分析・評価・推計に関する研究報告書』、２０１５年
〈11〉相田潤・近藤克則:医療と社会、24、1:57-74、２０１４
〈12〉Kuriyama S,et al:J Epidemiol,19:294-302,2009
〈13〉辻一郎『病気になりやすい「性格」』朝日新聞出版、２０１０年
〈14〉真喜屋浩：慶應医学、55、６:５０３-５１２、１９７８
〈15〉Sone T, et al: Psychosom Med, 70:709-715, 2008
〈16〉Boyle PA, et al: J Geriatr Psychiatry, 18:1093-1102, 2010

おわりに

これまで、公衆衛生の「社会モデル」を日本でどう展開させるかについて論じてきた。では、社会モデルを超える、次世代の公衆衛生とはどのようなものであろうか？　第2章で紹介したイギリスのディビス博士は、社会モデルの次は「健康文化モデル」になると提唱した。健康文化モデルとは、社会における健康の位置付け（価値）を高めて、健康な行動にインセンティブを与えること、健康的な行動選択を社会全体の基本とすること、不健康な行動を助長する文化や環境をできるだけ排除すること、と考えられている。要するに、健康づくりを支える社会環境づくり（社会モデル）から、健康を育む文化・風土の創造（文化モデル）への進化である。

その価値は認めたうえで、社会モデルの次は「情報モデル」の時代になると、私は予想している。情報モデルとは、情報科学の進歩を通じて人々を健康にする取り組みである。

その第1は、生涯PHR（パーソナル・ヘルス・レコード）による個人単位のデータ蓄積である。妊娠、出生、乳幼児期、青年期、壮年期、老年期、それぞれにおける医療関連情報（健診、予防接種、生活習慣、医療受診、服薬、介護など）を蓄積して、個人の健康管理に役立てる取り組みである。これにより、個々人の生活歴に最もフィットした保健医療ケアの提供が可能になる。

第2に、人々のデータを集積して、国・自治体や医療保険者などの単位でデータベースを構築することである。これを使ってビッグデータ解析を行えば、医療技術（診療の質・効果・安全性・副作用など）の評価が可能となる。さらには受療行動パターンも見えてくるので、その最適化も可能となる。これにより、医療資源の効果的で効率的な使用が可能となる。「2025年問題」を抱える日本にとっては、喫緊の課題である。

第3に、ゲノム情報と生活習慣データ、疾病関連のマーカーや臨床情報などの膨大なデータベースを構築することである。これにより、個々人の特性に応じたオーダーメイド型の疾病予防や治療（個別化予防・個別化治療）が可能となる。さらには、これらのデータを駆使することにより、疾病が発生する以前（未病）の段階で発病リスクを予測することができれば、発病そのものを予防する「先制医療」が可能となる。

医療ビッグデータの活用により、人々の健康増進と疾病予防、医療資源の有効かつ効率的な利用、医療サービスの効果と安全性の向上などが期待される。それを担う人材は、医療情報学と統計学・疫学、医療管理学、医療経済学、さらにはバイオインフォーマティクスなどの分野から輩出される。これらすべてが広義の「公衆衛生」に相当する。実際のところ、私ども東北大学大学院医学系研究科で2015年に新設された公衆衛生学専攻は、これらの人材を養成することを目的の1つとしている。次世代の公衆衛生が、「情報モデル」をキーワードに世界中で発展していくことに、疑う余地はない。では、その準備は日本でどこまで進んでいるのだろうか？

日本の保健医療情報データベースの現状

京都大学の中山健夫教授が、『週刊 医学界新聞』（2015年1月5日・第3107号）の新年号特集に、「医療ビッグデータ時代の幕開け」という論説を掲載された。日本の保健医療介護情報データベースの現状がまとめられているので、それをもとに考えてみたい。

通常の診療業務から得られるデータベースとして、DPCデータとレセプトデータがある。前者は、診断群分類（DPC）に基づいた患者の臨床情報と行われた診療行為を電子データ化したもので、急性期病院の入院医療を対象とし、年間約878万件（2011年度）のデータが蓄積されている。また、「高齢者医療確保法」に基づき、レセプトデータと特定健診データとを合わせたデータベース（NDB）が2009年に始まり、年間約18億件のデータが蓄積されている。介護保険のレセプトデータや要介護認定データは、介護保険総合データベースに蓄積されている。

そして、2013年に成立した「がん登録推進法」により、全国がん登録データベースが2016年より構築される。医薬品医療機器総合機構（PMDA）は、1千万人規模の「副作用報告データベース」を整備し、医薬品安全対策の薬剤疫学的基盤を確立しようとしている。臨床医が独自に症例データを登録するものもあり、その代表例である外科手術症例のデータベース（NCD）は、2000年に始まり、2014年度までに約414万件の手術データが蓄積されている。

これらのデータベースは、診療の質や効果の評価、ヘルスサービスリサーチ、地域における医療資源の適正配置の検討などに大きく貢献しており、また（世界から遅れをとっていると長らく言われている）日本の臨床研究が挽回するための武器ともなっている。

日本の保健医療情報データベースにおける問題

ここまで紹介してきたように、日本の保健医療情報データベースは、（個々に見ていく限り）

情報の精度や登録者数の規模などの点で、国際的にも高いレベルにある。だが、全体として見ると、大きな欠点が2つある。第1に追跡の困難性、第2に「タコ壷」の問題である。

たとえばDPCは、入院期間中のみを調査対象としており、退院後のデータは集まらない。したがって「院内死亡」の実態は把握できても、長期的な予後（生存・死亡）は分からない。NDBでは、対象者が医療保険を移ってしまうと追跡できなくなる。NCDは術後30日時点までの生存・死亡の確認を基本としており、それ以降は専門領域ごとに追跡調査が設計されている。しかし、患者が通院をやめると把握できなくなる。このように、日本のデータベースは長期追跡ができないという問題を抱えている。

「タコ壷」とは、すでに紹介した保健医療介護情報データベースの一つひとつが独立して構築・運営されていることである。しかも、データの匿名化がそれぞれ独自の方法で行われているため、データベース間のリンケージは不可能である。データはリンケージしてこそ意味がある。DPCとNDBとをリンケージできれば、退院後の受療状況や生存・死亡の確認も可能になるであろう。NCDとNDBとのリンケージについても、同様である。これにより、さまざまな治療法や医療施設の間で、効果や安全性が比較できる（これを実際に行っている国は多々ある）。それが分かれば、医療効果の改善や医療安全の確保に対して、大きなインパクトが期待できる。

しかし、日本ではデータベース間のリンケージができないので、それは不可能である。これだけの規模と質を誇るデータベースが多数ありながら、「タコ壷」のためにビッグデータとしてのメリットを発揮できていないことは「残念」では済まされない問題である。

欧米における医療データ・リンケージ

アメリカ厚生省は、ナショナル・デス・インデックス（ＮＤＩ）という死亡者データベースを構築している。これは、１９７９年以降にアメリカ国内で死亡した者全員の氏名・性・社会保障番号（日本のマイナンバーに相当）・生年月日・死亡年月日・死亡原因・死亡したときの住所などを電子ファイル化したものであり、研究目的に限って利用できる。利用するには、研究計画を記した申請書をまず提出する。外部有識者の審査を経て利用が承認された場合、研究者は調査対象者の名簿（電子ファイル）を提出する。ＮＤＩは、氏名・性・社会保障番号などでマッチングをかけて対象者一人ひとりの生存・死亡を確認し、死亡した場合は死亡年月日と死亡原因などの情報を名簿ファイルに上書きして研究者に返却する。

これにより、保健医療情報データベースや疫学研究の追跡精度が格段に上がった。調査対象者がアメリカにいる限り、どこに引っ越しても生存・死亡の確認ができるようになったからである。つまり、ほぼ１００％の追跡率が実現した。

では、日本はどうか？　厚生労働省に人口動態調査・死亡票の閲覧申請を行えば、同様のことはできる。しかし、調査対象者が引っ越してしまうと追跡が困難になってしまう（住民基本台帳の研究目的の閲覧に対して消極的な自治体はいくらでもあるし、国民総背番号もない）。また、ＤＰＣやＮＤＢのように、データが匿名化されてしまうとリンケージのしようもない。したがって、日本の疫学研究・臨床研究では、生存・死亡の長期追跡という最も基本的なことでも困難を抱えている。基礎医学研究のレベルに比べて、日本の臨床研究は欧米から遅れをとっていると、従来から言われてきた。その理由の1つが、ここにある。

では、複数のデータベースをリンケージすることは、なぜ必要なのだろうか？　コレステロールを下げる薬「スタチン」を服用し始めると、長期にわたって服用を続けなければならない。もし、スタチンにわずかでも発がん性があったとすると、長期服用すればがんにかかるかもしれない。その真偽を確かめるには、数十万人規模のスタチン服用者と非服用者を対象に、がんの発生率を10年規模で比較するという、気の遠くなる作業が必要となる。独自に研究として行えば、莫大な費用がかかる。しかし、フィンランドでは半年以内に研究を完結できる。研究費も少しで済む。なぜなら、全国民を対象とする「処方薬登録（誰がいつ何の薬を服用したかに関するデータベース）」と「がん登録（誰がいつ何処のがんにかかったかに関するデータベース）」が非常に高い精度で整備されているからである。しかも両データベースは、国民総背番号で正確かつ容易にリンケージできる。同国の研究者は、スタチン服用者と非服用者約34万ペア（性・年齢・居住地でマッチング）をコンピューター上でピックアップして、がん罹患率を比較した。その結果、両群の間に差はなく、スタチン服用者はがんの心配をする必要がないことが分かった[1]。

高血圧や糖尿病、脂質異常症などの患者は、薬剤を長期にわたって服用することになるので、長期服用の影響を科学的に解明する必要性が増している。先日は、「メトホルミン」という糖尿病薬を服用している患者で肺がん罹患率が下がるという、驚くべきデータが報告された[2]。長期服用の影響に関するデータは、医師にも患者にも、そして製薬業界にも不可欠なものだが、それは通常の治験では得ることができない。販売後に市場調査を行うしかないのだ。その際、全国民を対象とする処方薬データベースとがん登録・疾患登録とがリンケージできれば、正確な情報が効率的に得られる。だから、研究者も製薬業界もフィンランドに注目せざるを得ないのである。

そこで欧米各国は、フィンランドのような体制をつくり始めている。イギリス政府は、臨床診療研究データリンク（CPRD）を2012年に開始した。これは、保健医療ケアを通じて得られるさまざまなデータベース（GPでの受診記録・検査値・診断名、入院や外来の処方薬、がん登録・疾病登録など）をリンケージして研究に活用するものである。これにより、数百万人単位の包括的なデータベースが構築された。これを駆使して、フィンランドのような研究を始めようとしている。一方、日本の立ち遅れは著しい。すでに述べたように、日本でも大規模かつ高精度な医療データベースは多数あるにもかかわらず、お互いのリンケージができない。しかも、生存・死亡などの長期追跡が困難である。これでは、医薬品の開発にも市販後のモニタリングにも支障を来す。国益を害する事態と言っても過言ではなかろう。

データ・リンケージの相手は、医療データだけでない。たとえば、徴兵検査の記録とリンケージした研究がある。65歳未満で発症する若年性認知症の原因は不明である。そこでスウェーデンの研究者は、徴兵制度（2010年に廃止）に着目した[3]。1950年から1960年までに生まれたスウェーデン人の男性全員（約48万人）を対象に、18歳時点での徴兵検査の記録と、それ以降の認知症登録（誰がいつ認知症と診断されたかに関する全国データベース）とをリンケージさせた。それにより、若年性認知症の発症リスクと関連する要因（18歳時点での薬物依存歴・うつ・高血圧など）が解明されたのである。

それにしても、1968年から1978年に行われた徴兵検査の際に、研究活用（または目的外使用）の同意を得ていたのであろうか？　おそらく得ていなかったであろう。にもかかわらず、こうした研究が可能であったのは、これらの全国データベースを研究目的でリンケージ・活用することが法律で認められているからである。

私どもの研究室からデンマーク対がん協会に留学した中谷直樹・東北大学助教（現・准教授）は、留学先の研究者が自分でデータを集めることなく、各種の保健医療データベースをリンケージして淡々とデスクワークのように研究していることに驚いた。そこで、デンマークの保健医療情報データベースについて調査した〈4〉。その概要を紹介しよう。

デンマーク政府の国家保健委員会は、出生や死亡、診断名、薬剤処方など、10種類以上の登録データベースを構築している。それらは法律に基づいて運用され、すべてのデータベースはCPR番号（国民総背番号）によってリンケージできる。デンマーク政府は、保健医療情報データベースの研究利用を積極的に勧めている。研究者が提出した研究計画書が承認されると、有料でリンケージ・データを利用できる。データのリンケージに対する対象者個人の同意は必要ない。

それは中谷氏にとってカルチャーショックであったらしく、現地の人々とこの問題について何度も話し合ったという。その後にたどり着いた結論は、以下の通りであった〈4〉。

「デンマーク国民は自分自身の医療あるいは社会経済的データを利用されることを不快に感じる者は少なく、これによって保健医療サービスが向上するのであれば構わないと考える者が多い…（略）…。保健医療関連データベースの可否が政治やメディアの場で議論されることは、少なくとも筆者の2年間の在任期間中にはなかった」

疫学研究や臨床研究のあり方が、世界中で大きく変わろうとしている。自分でデータを「集める」時代から、みんなでデータベースを「使い回す」時代への進化である。研究者が独自に臨床データを集めようとしても、莫大な時間と費用を必要とするだけでなく、研究対象者の同意取得や追跡精度などの面で限界がある。むしろ国全体で、診療行為や保健福祉・介護などの「業務」で得られる情報を自動的に登録するデータベースを構築し、生存・死亡データ、疾病登録データ、薬剤処方データベースなどとリンケージさせて、広く研究活用の機会を提供するのが、世界の流れである。

それに対して、いまの日本は「竹ヤリでB29爆撃機に対抗しよう」とした時代の状況に近い。このままでは、日本の医学研究も医薬品・医療機器産業も衰退しかねない。それによる最大の被害者は、日本国民なのである。

風穴をあける「がん登録推進法」

がん患者とその家族、がん対策関係者の長年の悲願であった「がん登録推進法」が２０１３年に国会で成立した。２０１６年1月から、がんと診断された患者の情報を登録（都道府県を経て国にデータを提出）することが、すべての病院に義務付けられる（患者本人の同意は不要）。登録がん患者について、国は死亡者情報票を使って生存・死亡の確認（死亡年月日と死亡原因の把握）を行う。がん登録情報を届け出た病院が請求すると、国は当該患者の生存・死亡の情報を提供しなければならない（本人の同意は不要）。欧米に近いシステムがようやく実現する。

がん患者の生存・死亡の別を確認（追跡）する期間について、がん登録推進法では定めていない。そこで厚生労働省は、同法の運用について検討するために厚生科学審議会がん登録部会を設置した。そして、同部会は追跡期間を１００年とする政令案を決定した。１００年追跡すれば、がん患者の生存・死亡はほぼ完璧に把握できる。そのデータの研究活用も一定の手続きにより可能となる。これにより、日本のがん臨床研究は、欧米と同等の情報インフラを手に入れることになる。同部会長としてこの決定に関われたことを私は誇りに思っている。

だから最後に言いたい。がん登録推進法は、日本の保健医療情報データベースの壁に風穴をあけるものになって欲しい、と。この事例を他の疾病登録やデータベースにも広げていただきたい。そして公衆衛生の情報モデルの基盤を日本で整備することが、私たちの時代の責務なのである。

【引用・参考文献】
〈1〉Haukka J, et al: Int J Cancer, 126:279-284, 2010
〈2〉Sakoda LC, et al: Cancer Prev Res, 8:174-179, 2014
〈3〉Nordstrom P, et al: JAMA Intern Med, 173:1612-1618, 2013
〈4〉中谷直樹：公衆衛生、75：160-162、2011

謝辞

２年近い時を経て、本書の執筆もようやく完結のときを迎えようとしています。

私たちの調査研究は、多くの方々に支えられています。大崎国保コホート研究に参加してくださった方々、被災者健康調査に参加してくださった方々に感謝申し上げます。とくに、東日本大震災の被災者の方々には、１日も早い復興をお祈り申し上げます。被災者健康調査では、仙台市健康福祉局、同・若林区保健福祉センター、石巻市健康部、同・雄勝支所と牡鹿支所の皆様方に大変お世話になっていること、あらためて御礼申し上げます。

最後になりましたが、遠又靖丈助教と菅原由美助教をはじめとする教室員の方々、仲田佳子さんをはじめとする秘書の方々のサポートに感謝申し上げます。また、大修館書店の笠倉典和氏の粘り強いご支援に深く感謝申し上げます。

本書では、私自身が考え続けてきた問題意識をできる限り率直にお伝えするよう努めてきました。お読みいただいた方々から忌憚のないご意見をいただければ幸いです。

２０１５年６月

辻　一郎

［著者紹介］

辻　一郎（つじ　いちろう）

東北大学大学院医学系研究科教授

一九五七年、北海道函館市に生まれる。一九八三年に東北大学医学部を卒業。リハビリテーション医学の研修を経て、一九八九年より公衆衛生学を専攻。アメリカのジョンズ・ホプキンズ大学公衆衛生学部研究員などを経て、二〇〇二年より東北大学大学院医学系研究科・公衆衛生学教授。二〇一五年より東北大学大学院医学系研究科・副研究科長。

現在、厚生労働省・厚生科学審議会がん登録部会長、同・健康日本21（第二次）推進専門委員会委員長、経済産業省・次世代ヘルスケア産業協議会委員、内閣官房・日本版CCRC構想有識者会議委員などを務める。

主な著書は『健康寿命』（麦秋社、一九九八年）、『のばそう健康寿命』（岩波アクティブ新書、二〇〇四年）、『介護予防のねらいと戦略』（社会保険研究所、二〇〇六年）、『病気になりやすい「性格」』（朝日新書、二〇一〇年）など。

健康長寿社会《けんこうちょうじゅしゃかい》を実現《じつげん》する
——「2025年問題《ねんもんだい》」と新《あたら》しい公衆衛生戦略《こうしゅうえいせいせんりゃく》の展望《てんぼう》——
NDC498/x,229p/19cm

初版第一刷——二〇一五年六月三〇日

著者——辻《つじ》　一郎《いちろう》
発行者——鈴木一行
発行所——株式会社　大修館書店
〒一一三-八五四一　東京都文京区湯島二-一-一
電話03-3868-2651（販売部）
03-3868-2297（編集部）
振替00190-7-40504
［出版情報］http://www.taishukan.co.jp

装丁者——西垂水　敦（tobufune）
組版——明昌堂
印刷所——三松堂
製本所——司製本

ISBN978-4-469-26780-8　Printed in Japan